T0401834

Clítoris

SECRETOS MÁS ALLÁ DE LA ANATOMÍA

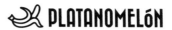

Clítoris

SECRETOS MÁS ALLÁ DE LA ANATOMÍA

Diseño e ilustración Eva Vesikansa

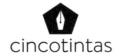

cincotintas

NOTA DE LA EDITORIAL:
A fin de no caer en prejuicios y estereotipos, tanto Cinco Tintas
como Platanomelón hemos apostado por escribir este libro con un
lenguaje no sexista, de género neutro o inclusivo, por lo que hemos
evitado el masculino genérico normativo y optado por el símbolo «x»
en sustantivos, adjetivos, artículos y algunos pronombres, siguiendo las
orientaciones que, entre otros, ofrece Naciones Unidas para su personal.
Adoptamos un enfoque inclusivo y respetuoso al hablar de hechos
históricos, reivindicativos y divulgación científica. Reconocemos la
importancia de incluir tanto a mujeres como a hombres en la narrativa
histórica y enfocarnos en cuestiones de género en temas reivindicativos.
En divulgación científica, mencionamos a mujeres cis y hombres cis, a
menos que el propio estudio especifique su inclusión de personas trans,
no binarias u otras identidades de género.

ADVERTENCIA:
La información y los consejos presentes en este libro se deben interpretar
como una guía general, pero no deben sustituir un asesoramiento de
tipo profesional.

Diseño e ilustración: Eva Vesikansa

Redacción, supervisión de contenidos, gestión del proyecto
y soporte gráfico: Platanomelón

Sexología: Platanomelón

Av. Diagonal, 402 – 08037 Barcelona
www.cincotintas.com

Primera edición: marzo de 2024

Impreso en España por Tallers Gràfics Soler
Depósito legal: B 3754-2024
Códigos Thema: VFVC | JBFW
Sexo y sexualidad: consejos y temas y aspectos sociales

ISBN 978-84-19043-29-0

Contenidos

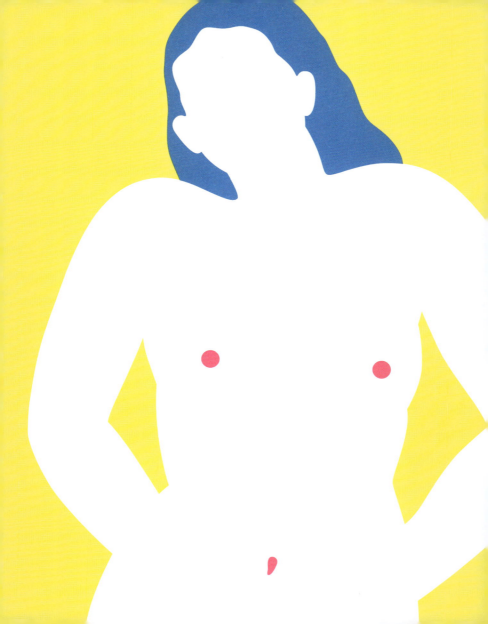

Prólogo

¿Sabías que conocemos más acerca del universo, sus galaxias y sus constelaciones que del clítoris, los sueños eróticos o el orgasmo?

Pero eso queremos cambiarlo. O, al menos, compartir contigo todo lo que sabemos del fascinante mundo de la sexualidad. Un terreno que, por mucho que pienses que conocías a la perfección, vas a entender en profundidad a partir de ahora.

En esta colección de libros vamos a refrescarte lo que sabes –porque seguramente muchos conceptos te suenen– y enseñarte lo que todavía desconoces. Especialmente si nunca has recibido una educación sexual o bien la has recibido, pero ha sido más bien escasa.

Por eso te animamos a entrar con la mente abierta, a abrazar lo que vas a aprender en estas páginas. Vamos a sorprenderte, ¡y mucho! Así que presta atención. De aquí en adelante, vas a convertirte en expertx en todo lo que te parecía un misterio o, al menos, vas a verlo de una forma nueva.

Ven, que esto va de descubrir(te).

¿Qué es la sexualidad?

Puede que si te hablamos de sexualidad en lo primero que pienses sea en la penetración o en el orgasmo, pero déjanos decirte que es mucho más que lo que ocurre debajo de las sábanas. La sexología, por otro lado, es el estudio científico de la sexualidad que sirve para mejorar el sexo y reconectar con nuestros cuerpos y/o nuestras parejas, por poner unos ejemplos. Pero ambas van mucho más allá.

Lo primero que debes saber es que la sexualidad es uno de los pilares centrales del ser humano y lo es a lo largo de toda nuestra vida, no se limita únicamente a la edad adulta. Lo que sucede es que, según la etapa vital en la que se encuentra cada persona, se expresa de diferentes maneras. Y en esos distintos momentos abarca numerosas esferas, como el sexo, las identidades y expresiones de género, las orientaciones sexoafectivas, el placer, la intimidad, el erotismo o la reproducción.

Al ser una dimensión tan íntima de nuestra vida, puede resultar semejante o completamente opuesta a la vivencia sexual de otro individuo. Lo cierto es que, por mucho que se parezcan las personas, cada una es única y su experiencia, también.

Como dato curioso, si somos más de 8000 millones de personas y cada una tiene una sexualidad distinta, podríamos decir que existen ¡más de 8000 millones de sexualidades!

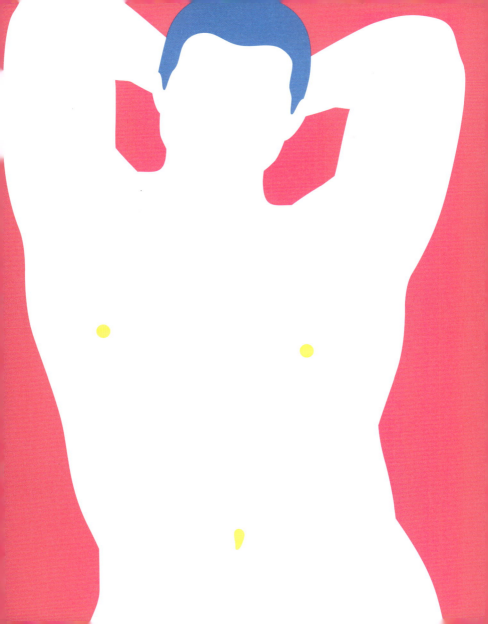

Qué es la sexualidad

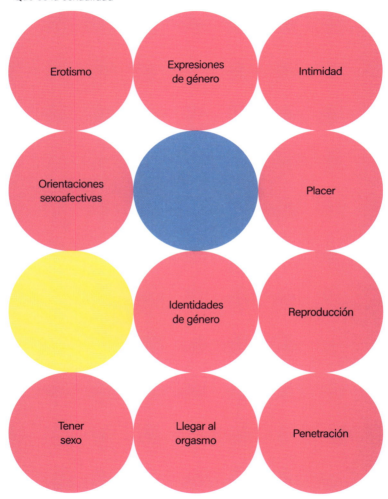

Erotismo

Expresiones
de género

Intimidad

Orientaciones
sexoafectivas

Placer

Identidades
de género

Reproducción

Tener
sexo

Llegar al
orgasmo

Penetración

Aunque sentimos que es un ámbito íntimo de nuestra vida, nuestra sexualidad también se ve afectada por todo lo que nos rodea. De hecho, según la definición de la Organización Mundial de la Salud (OMS), «la sexualidad está influida por la interacción de factores biológicos, psicológicos, sociales, económicos, políticos, culturales, éticos, legales, históricos, religiosos y espirituales». ¿Entiendes ahora lo que decíamos de que cada persona tiene la suya propia? Nuestras situaciones y experiencias son distintas, así que nuestra manera de experimentar la sexualidad también lo es.

Esta parte tan relevante de nuestra existencia la expresamos a través de conductas y pensamientos, como fantasías, deseos, creencias y valores y, además, se explora a solas, en relación con otras personas, en sociedad y culturalmente, por lo que nos mantiene en conexión con nosotrxs mismxs y con lxs demás.

Entonces, ¿cómo es posible que siendo algo intrínseco a nuestra persona sigan existiendo innumerables confusiones y estigmas alrededor de la sexualidad?

¿Te has sentido alguna vez culpable por experimentar menor deseo sexual que tu pareja? ¿Aisladx por no encajar en los estándares sociales? ¿Discriminadx por tu identidad de género? ¿Avergonzadx por fantasear con algo poco convencional?

Todas estas emociones nacen de la desinformación y de las creencias distorsionadas que tenemos y dificultan que exploremos y comprendamos la sexualidad de manera libre y, sobre todo, feliz.

La sexualidad a lo largo de la historia

La sexualidad, el erotismo y el amor, tal y como los conocemos ahora, son algo moderno, ya que suponen el resultado de siglos de transformaciones, no siempre lineales y, en ocasiones, hasta contradictorias. Esta herencia afecta también a nuestra manera de vivir la sexualidad en la actualidad, así que para que sepas cómo se relacionaban nuestros ancestros, te invitamos a hacer un viaje a través del tiempo.

Hace más de 22 000 años, lo que podemos considerar el origen de esta historia, nuestros antepasados veneraban a la Diosa Madre, una figura divina femenina que ha sido adorada en muchas culturas y religiones a lo largo de la historia. Esta diosa se asociaba con la creación, la fertilidad y la vida, unos fenómenos que no podían explicarse nuestros antepasados, aunque sí eran capaces de comprender su relevancia, pues la supervivencia de la especie dependía de ello.

Esta figura fue representada con ilustraciones y estatuas a lo largo de todo el Paleolítico. La Venus de Willendorf (ver ilustración en la página siguiente) y la Venus de Laussel son dos de las figuras más icónicas. Es posible que te suenen por lo característicos que resultan los cuerpos abundantes y senos prominentes de ambas estatuas, unas cualidades que eran símbolo de fertilidad. De hecho, ciertas hipótesis de la arqueología moderna sostienen que esas civilizaciones podían haber tenido una cultura matriarcal. La sacralidad de lo femenino podría ser un testimonio de la importancia que tenían las mujeres en las culturas ancestrales de todo el mundo.

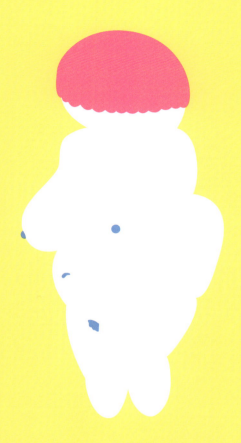

La Diosa femenina es completamente distinta
al Dios patriarcal, que nace mucho más adelante:
mientras que él es distante y trascendente,
ella es madre y mediadora con lo divino.

Con el paso de los siglos y la división del trabajo, las sociedades se volvieron más patriarcales y las mujeres quedaron relegadas al ámbito doméstico, dedicadas principalmente a la familia. Algo que también se ve reflejado en cómo las Venus tomaron otro lugar en los cultos. Empezaron a representarse con un aspecto más púdico: en *El nacimiento de Venus*, de Sandro Botticelli, así como en la *Venus itálica*, de Antonio Canova, representaciones renacentista y neoclásica de las diosas del amor que se cubren el pecho y la vulva.

Esta relación de la sexualidad con lo divino también se encuentra en otras culturas, como en la China taoísta del siglo VII, cuyo concepto del erotismo iba más allá de la simple reproducción. El acto sexual era un medio para conseguir mayor salud y longevidad y, además, suponía la unión de las fuerzas cósmicas yin y yang: para ello, era esencial que la mujer experimentara el orgasmo y que el hombre estimulase diferentes zonas erógenas, controlando su eyaculación si fuera necesario.[1]

Mientras que hace miles de años Oriente vivía una sexualidad que parece casi contemporánea, esta poco o nada tenía que ver con el puritanismo de Occidente.

Hablar en esos términos de placer en la Edad Media era imposible. Con el poder que llegó a ostentar la Iglesia, conceptos como el de monogamia, heterosexualidad y abstinencia se impusieron con mucha severidad, arrasando por completo con el erotismo y convirtiendo el sexo en algo vergonzoso fuera del matrimonio.

[1] Lo Iacono, A., Mansueto, R., *I percorsi della sessualità. L'incontro tra Amore, Eros e Psyke*, Roma, Alpes, 2015.

Paradójicamente, mucho antes de condenar la sexualidad al secretismo, tanto en el antiguo Egipto como en la Grecia antigua la cultura no era tan sexofóbica (aunque siempre había límites, claro): la sexualidad era mucho más permisiva y libre.

En lugar de avanzar hacia una sociedad más abierta, la época victoriana siguió la misma línea de la Edad Media: la represión sexual fue tan asfixiante como los corsets de las damas de corte,[2] y, el cuerpo femenino, algo indecente que debía quedar oculto a la vista para no «incitar indebidamente».

Con estos precedentes, ¿cómo no vamos a arrastrar aún hoy algunos de los valores negativos que se asociaban a la sexualidad en esas épocas de rígido moralismo? El cambio hasta la actualidad ha sido progresivo y, si bien lento, tenemos la certeza de que va en la dirección correcta.

El libertinaje sexual más desenfrenado podría situarse apenas un siglo antes, cuando en la Europa occidental abundaban los juegos de seducción y el culto al amor carnal y a los afrodisíacos. Otro ejemplo de cómo la sexualidad empezó a salir a la luz sería lo que sucedió en Japón. El arte erótico más icónico de Oriente, el *Shunga* (género de estampas que representa escenas explícitas de sexo), nació mucho antes de

---

[2] Lo Iacono, A., Mansueto, R., *idem.*

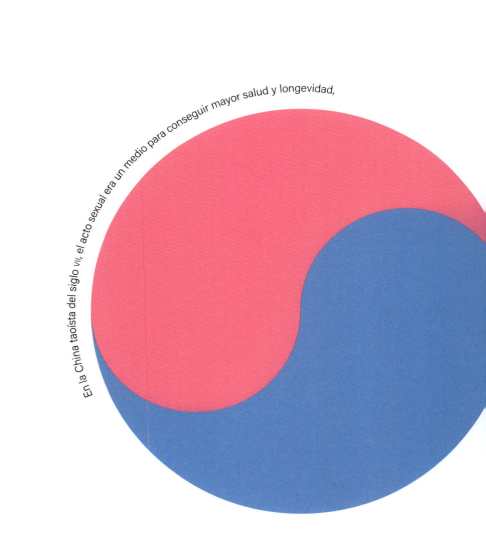

En la China taoísta del siglo VII, el acto sexual era un medio para conseguir mayor salud y longevidad,

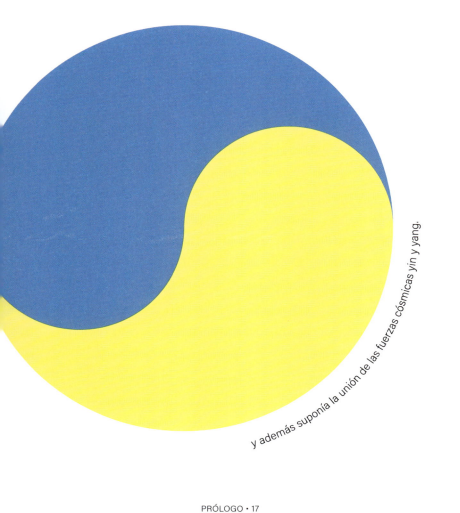

y además suponía la unión de las fuerzas cósmicas yin y yang.

las grandes revoluciones occidentales y solo en 1907 fue considerado material «obsceno» por el Código Penal Japonés.[3] Sí, el tatarabuelo de la pornografía también estuvo sujeto a las críticas.

En la década de 1960, sin embargo, se inició la era de las grandes revoluciones: la música irrumpió estrepitosamente, con ídolos como Elvis Presley y The Rolling Stones. El fenómeno fan que desataron enloquecía a unas masas que reaccionaban a los sugerentes movimientos de lxs artistas, hasta el punto de que los sectores más populares de la población trataron de censurar sus carreras musicales por su impacto erótico. Pero el progreso era irrefrenable, el Pop Art entró en la cultura popular y la Carrera Espacial estuvo en boca de todxs. La revolución sexual estaba al caer, aunque llegaría a su máximo esplendor entre los años setenta y los ochenta.

Fue una época de transformaciones en el ámbito sexual que dio comienzo con la popularización de la píldora anticonceptiva. Un revolucionario invento mediante el cual las mujeres podían controlar su fertilidad y que les permitió desarrollar sus carreras profesionales. Algo hasta entonces casi imposible, dado que estaban relegadas al ámbito doméstico. Esto supuso, por primera vez en la historia, una alternativa en la vida de las mujeres, anteriormente destinadas a su biología y a su rol social. Además, el sexo dejó de tener una función meramente reproductiva y se posicionó como algo placentero y empoderador, incluso fuera del matrimonio. ¡Se empezó a hablar de igualdad!

Pero por mucho que la mujer hubiera llegado por fin al mercado laboral (y para quedarse), faltaban por derribar todavía muchas barreras sexuales. No fue hasta 1969 que tuvo lugar la revuelta de Stonewall, una

---

[3] Lo Iacono, A., Mansueto, R., *idem.*

serie de altercados tras una violenta redada policial en un bar gay de la ciudad de Nueva York. Estos sucesos significaron el inicio del movimiento moderno de el inicio del movimiento moderno por los derechos LGTB+, que luchó (y sigue luchando) contra un sistema opresivo hacia personas no normativas, como transexuales, homosexuales y bisexuales o racializadas. Son los mismos enfrentamientos que, décadas después, cada 28 de junio seguimos conmemorando alrededor del mundo con las manifestaciones del Orgullo.

Aquello fue el comienzo de una serie de reivindicaciones que tendrían lugar en la década de 1970. El colectivo LGTB+ unió fuerzas y empezó a reclamar sus derechos, luchando para acabar con las discriminaciones y, en diciembre de 1973, fecha histórica en materia de libertad sexual, la homosexualidad dejó de ser clasificada como patología y se empezó a considerar una orientación sexual.[4]

Después de este viaje espaciotemporal, te habrás dado cuenta de que la historia de la sexualidad ha sido camaleónica, y ¡sigue siéndolo! Hoy en día, las batallas son distintas, como por ejemplo la discriminación por la orientación sexual o la perspectiva machista en la sexualidad, entre muchas otras. Pero si algo podemos ver de manera clara es que el tiempo y las culturas han moldeado nuestra sexualidad y siguen pesando en nuestras relaciones, tanto a nivel social e institucional como en la esfera más íntima.

---

[4] Sullivan, M. K., «Homophobia, History, and Homosexuality», *Journal of Human Behavior in the Social Environment*, 8:2-3, 2004, páginas 1-13.

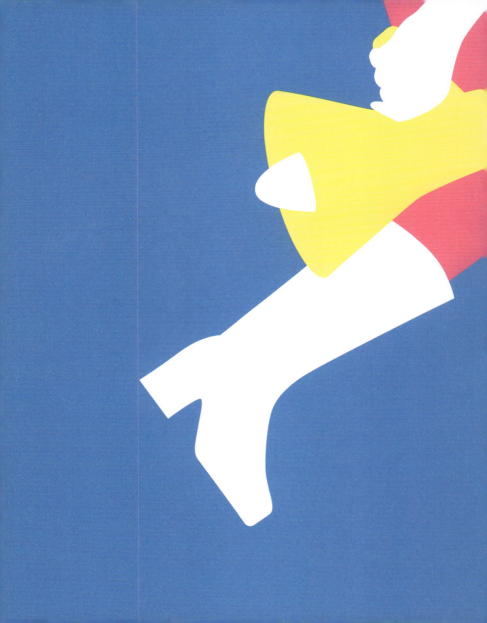

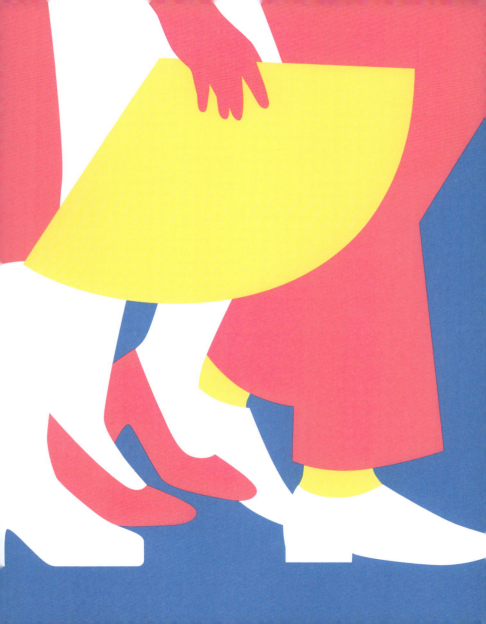

El presente (y el futuro) de la sexualidad

Actualmente, sobre todo gracias a la tecnología, estamos presenciando una época de cambios increíbles en lo que a sexualidad se refiere, y no nos referimos solo al *boom* de los juguetes sexuales, esos que llevan motores de avión en miniatura para hacernos experimentar un placer desconocido hasta la fecha. Cada vez se visibilizan más los colectivos minoritarios, se desmitifican las falsas creencias, se habla de la importancia del clítoris, surgen comunidades en torno a temáticas como la maternidad, la menopausia, las nuevas masculinidades... ¡y un larguísimo etcétera!

Aunque no todo es maravilloso. No podemos ignorar la otra cara de la moneda, que no brilla tanto: la resistencia social a los cambios hacia la igualdad de género y las diversidades sexuales en forma de prejuicios e incluso agresividad.

Basta poner sobre la mesa dos datos que están curiosamente relacionados. Por un lado, el 68,5 % de lxs españolxs entre 16 y 25 años considera que la educación sexual que recibió no fue suficiente.[5] Por otro, la evidencia de que el consumo de pornografía se extiende cómo la pólvora: en España, el 90 % de lxs jóvenes ha consumido estos contenidos en su móvil antes de los 12 años.[6] Si unimos ambos datos, llegamos a la

---

[5] Sociedad Española de Contracepción, Encuesta nacional sobre sexualidad y anticoncepción entre los jóvenes españoles (16-25 años), 2019. sec.es/encuesta-nacional-sobre-sexualidad-y-anticoncepcion-entre-los-jovenes-espanoles-16-25-anos.

[6] Ballester Brage, L., Orte, C., Pozo Gordaliza, R., «Nueva pornografía y cambios en las relaciones interpersonales de adolescentes y jóvenes» en *Actas del XIX Congreso Internacional de Investigación Educativa*, Vol. 1, 2019, páginas 500-507.

conclusión de que son estos vídeos gratuitos los que se han convertido en la nueva educación sexual, haciendo que las prácticas violentas que aparecen en la pantalla sean lo que consideran erótico y también lo que ponen en práctica a la hora de estar con alguien. Para que te hagas una idea de lo grave que es la situación, el sexo que se aprende en esos vídeos es comparable a intentar aprender a conducir teniendo como referencia las películas de *Fast and Furious*. Esa libertad sexual que tanto costó conseguir hace décadas se encuentra en peligro si se ve condicionada por unos mensajes que llegan de una industria que no es conocida precisamente por reflejar el sexo de manera fidedigna.

Y es curioso, porque podemos afirmar que vivimos en la era de la información (nunca antes habíamos tenido una fuente de datos y noticias ilimitados en la palma de la mano) pero, en muchos aspectos, seguimos igual de perdidxs que hace unos años. Por eso creemos que solo a través de una educación sexual integral podríamos salir de la confusión y avanzar hacia una vida sexual más plena.

Si algo tenemos claro es que el futuro es incierto, aunque puede que lo estés imaginando como una distopía donde toda nuestra sexualidad se produzca a través del móvil, con inteligencias artificiales o con droides. Una versión de *Regreso al futuro* donde la sexualidad se manifestaría a través de hologramas o robots humanoides, y donde el DeLorean no sería solo un coche, sino una máquina para explorar la sexualidad en todas sus dimensiones.

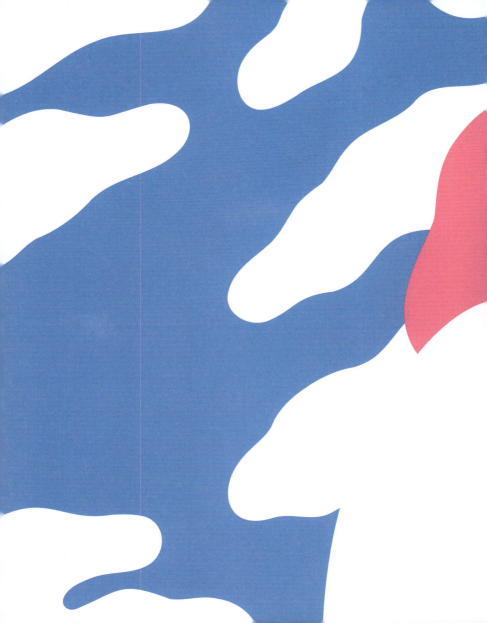

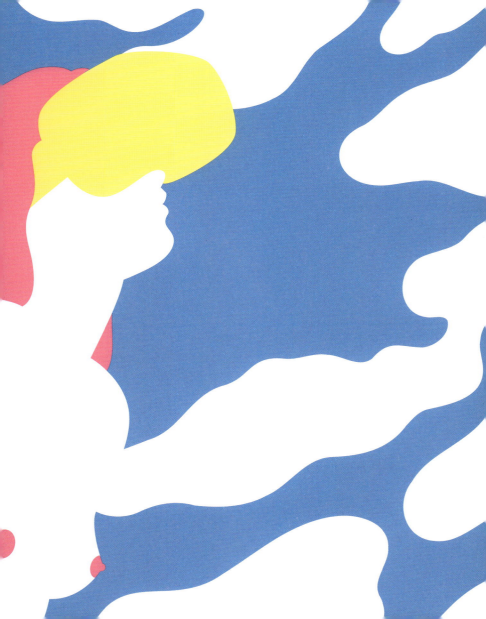

Los avances hoy en día son imparables y tienen tanto pros como contras, lo que cambia es cómo los utilizamos.

Lo más probable es que, al visibilizar realidades que hasta la fecha se mantenían en la sombra, prestemos atención a lo que nos rodea y seamos más sensibles ante cuestiones que antes pasaban desapercibidas, como el lenguaje inclusivo, la transfobia o las relaciones de poder que dan pie a desigualdades entre las personas (lo que consideramos como relaciones tóxicas). Como ejemplo, te sugerimos que vuelvas a ver la película *Pretty Woman* –o la veas por primera vez– con ojos del siglo XXI: es probable que veas de distinta manera algunas escenas, conforme a tu forma de pensar actual.

Con todo lo que sabemos de la evolución del ser humano y su sexualidad no podemos prever qué pasará en los próximos años, aunque tenemos algunas pistas de que la investigación de la sexualidad seguirá evolucionando a través de la realidad virtual, la inteligencia artificial y los robots (quizás las hipótesis anteriormente planteadas no iban mal encaminadas), y que llegará incluso al ámbito terapéutico.

Pero lo que debes tener claro es que, cuanto más te dediques a tu sexualidad en el presente, más la disfrutarás en tu futuro.

Cómo nace la sexología moderna

La sexualidad se ha practicado, ilustrado, cantado y esculpido desde el principio de los tiempos (de hecho, en la cueva de los Casares en Guadalajara, España, puede verse la escena de un coito paleolítico), pero la sexología moderna es una ciencia muy joven en comparación con sus «hermanas». La primera vez que se habló de ella fue en 1907, hace poco menos de 120 años, de la mano de Iwan Bloch, dermatólogo y científico alemán.

Para que te hagas una idea de cuán reciente es: ese mismo año Pablo Picasso introdujo el cubismo; dos años antes, Albert Einstein formuló la teoría de la relatividad y, un año después, Walter Nernst creó la tercera ley de la termodinámica. Fueron años de enormes descubrimientos, sí, pero es sorprendente que la sexualidad llegara hace tan poco, tratándose de algo que nos ha acompañado toda la historia de la humanidad.

Poco antes de acuñar el término «sexología», ya había iconos de la época que daban que hablar sobre el asunto: en 1905 se publicó *Tres ensayos sobre teoría sexual*, obra principal del padre del psicoanálisis, Sigmund Freud, que introdujo la teoría psicosexual y, poco después, el concepto de «libido».

La moralidad de la sociedad norteamericana fue uno de los inconvenientes que encontró al presentar sus teorías. Aunque lo verdaderamente revolucionario de su filosofía es que, a partir de ella, se dejó de concebir el sexo como algo meramente genital y físico: la sexualidad es parte del desarrollo y de la vida de las personas desde que nacen. Y, sobre todo, el placer es central en la actividad psíquica de la persona.

«Llamamos perversa a una práctica sexual cuando se ha
renunciado a la meta de la reproducción y se persigue
la ganancia del placer como meta autónoma.»

— Freud, S. (1933), *CLXVII Nuevas Lecciones Introductorias al Psicoanálisis.*

Por curiosas que nos parezcan en la actualidad las teorías de Freud,
lo más rompedor llegaría más adelante gracias a un psicólogo
estadounidense. Entre 1948 y 1953, después de realizar miles y miles
de entrevistas profundamente íntimas, Alfred Kinsey teorizó que la
orientación sexual no era binaria (hetero-homosexual), sino fluida.

Mediante su escala, Kinsey planteaba un modelo donde, por un
lado, se encontraba la heterosexualidad, por el otro, la homosexualidad,
y, en medio, un espectro de posibilidades, como la bisexualidad. Kinsey
estimó que el 10 % de la población estadounidense era homosexual y que
alrededor del 46 % manifestaba excitación ante diferentes géneros.[7]

Y aunque sus hallazgos fueron inmediatamente juzgados en medios
sensacionalistas por lo controvertidos que resultaban para la época, fue
el primero en romper con la idea de que la sexualidad se regía por un
modelo binario estático. A raíz de los estudios de Kinsey se hizo posible
la conversación acerca de una sexualidad más variable y menos dual, lo
que ha evolucionado hasta hoy.

[7] Kinsey, A. C., Pomeroy, W. R., Martin, C. E., «Sexual behavior in the human male. 1948»,
American Journal of Public Health, 93(6), 2003, páginas 894-898.

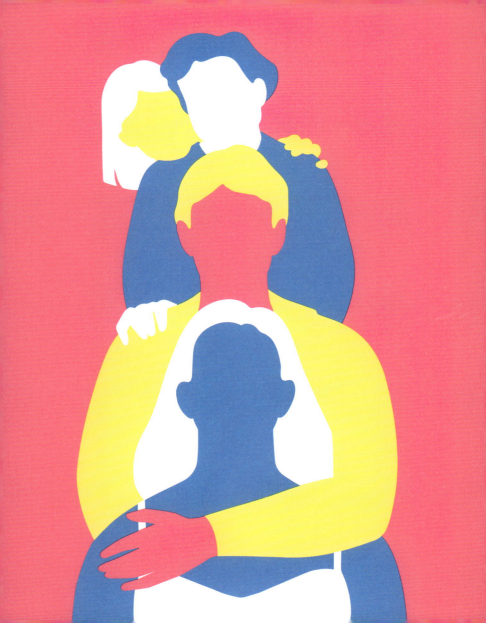

Sin desmerecer el trabajo de Kinsey, pero viéndolo con perspectiva, la sexualidad humana es mucho más compleja y diversa de lo que su escala sugiere. No se trata solo de un gradiente binario estático entre una sexualidad u otra, sino que existe una amplia gama de identidades sexuales y de género. Se trata de un abanico de diversidad que no se puede medir con una escala única o categorías y en el que todxs tenemos cabida.

Más adelante, entre 1957 y 1965, el ginecólogo William Masters y la psicóloga Virginia Johnson, pioneros de los estudios sobre la respuesta sexual humana, observaron en un laboratorio a 382 mujeres cis (cis es la abreviatura de cisgénero, palabra que se utiliza para describir a una persona cuya identidad de género y sexo asignado al nacer son el mismo) y 312 hombres cis manteniendo relaciones íntimas de diferentes tipos.

Después de su labor de observación y recopilación de datos, describieron por primera vez las cuatro fases en la respuesta sexual: excitación, meseta, orgasmo y resolución. Además, sus resultados arrojaron luz específicamente sobre la excitación sexual, el orgasmo e incluso la multiorgasmia en mujeres cis. Su investigación barrió estereotipos enquistados y arrojó hallazgos como el papel destacado del clítoris en el orgasmo, desterrando el ideal del «orgasmo vaginal» freudiano, o que la sexualidad femenina no es inferior ni menos intensa que la masculina.

«En un área donde no se sabía nada, la medicina tuvo que basarse en la tradición social.»

— Johnson, V., citada por Ellis, A., «Best of the Century», *Psychology Today*, 1999.

Fases en la respuesta sexual

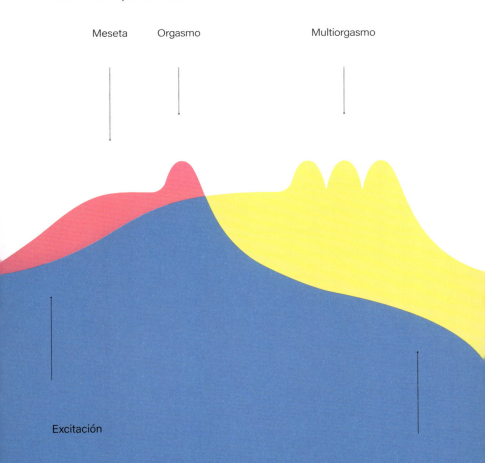

Meseta   Orgasmo   Multiorgasmo

Excitación

Resolución

¿Por qué es importante entender la sexualidad?

«Agénero», «intersexual», «poliamor», «demisexual»... Son términos que pueden haber salido en una conversación en la que participabas y te han sonado a otro idioma. Incluso puede que sintieras cierto agobio o rechazo y hayas acabado juzgando esa conversación como algo que no iba contigo.

Esa sensación es totalmente válida. Nuestra sociedad y las discusiones en torno a la sexualidad avanzan como un tren bala, pero la educación sexual que recibimos parece avanzar a la velocidad de un carruaje tirado por caballos: es lenta y está desactualizada. O, directamente, es confusa y poco precisa, como suele ocurrir con la información que leemos en las noticias, que termina alejando aún más la sexualidad en vez de hacerla accesible a la gran mayoría de personas.

A diario nacen neologismos y etiquetas que describen cada vez más minuciosamente las circunstancias diversas y plurales de las personas. Y, aunque nos parezcan limitantes o poco necesarias, legitiman realidades que no podrían existir social y jurídicamente sin definirse.

Por ejemplo, sin la palabra «transgénero», el colectivo trans, así como sus vivencias y derechos, estaría completamente invisibilizado y sería blanco fácil para la opresión. Recuerda que de lo que no se habla no existe.

Esta necesidad de entender la sexualidad nos ha impulsado a crear una colección de libros con información clara y transparente, para entender qué significa y, sobre todo, qué no significa cada cosa. Para acoger la diversidad y acercarnos a ella desde la curiosidad y la empatía. Y, de paso, mantener las amistades.

Y es que cuando desconocemos o no comprendemos algo, en ocasiones, nuestra actitud hacia ello no es muy amable, sino más bien inquisitoria, y estamos dando vía libre a los prejuicios y discriminaciones, pero también a la toma de decisiones de riesgo, al malestar...

Así que, teniendo en cuenta que saber es poder, lo ideal es que busquemos el aprendizaje continuo.

Tres claves de la sexualidad

Antes de despegar, hay que tener en cuenta conceptos importantes acerca de la sexualidad que te acompañarán a lo largo de todo este viaje. Son ideas que, de ahora en adelante, te animamos a que memorices para que puedas entender que, a diferencia de lo que creías, el cosmos sexual es infinito:

No es binaria, es fluida: aunque en Occidente estamos acostumbradxs a pensar por opuestos, en la sexualidad raramente hay algo blanco o negro. Más bien es una dimensión fluida, como la escala cromática.

No es rígida, es cambiante: a veces creemos que nuestra sexualidad, así como nuestro carácter y las decisiones que tomamos, nos define. Por ejemplo, si en algún momento de la vida hemos perdido el deseo o apenas lo sentimos, eso supuestamente indicaría que somos personas desapegadas de todo lo erótico, pero no es así. La sexualidad es dinámica y cambiante, evoluciona con nosotrxs y se transforma a lo largo de toda nuestra existencia. ¿Acaso siempre te ha gustado la misma comida?

No es uniforme, es diversa: la humanidad es compleja; las vicisitudes a las que nos enfrentamos a lo largo de nuestra vida nos hacen ser quienes somos. Nadie es igual, ni siquiera personas con el mismo ADN, la misma familia y las mismas vivencias. Las personas somos diversas, igual que nuestra sexualidad: es plural y variopinta. Y descubrir la tuya propia es el trabajo de una vida.

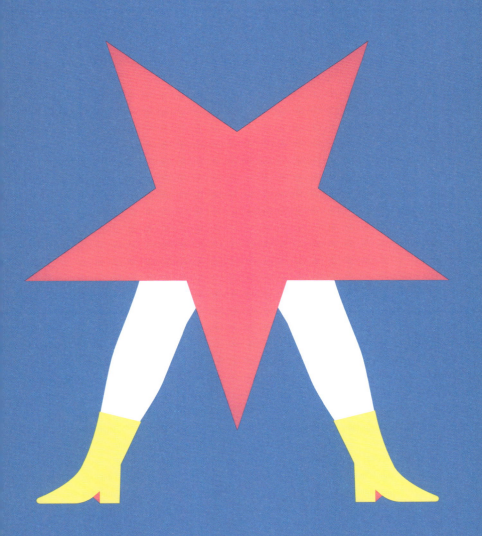

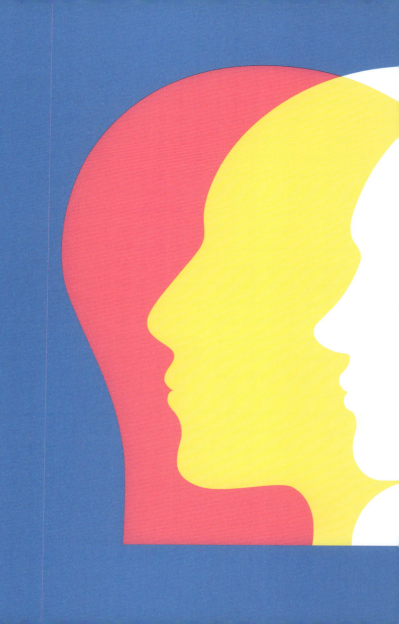

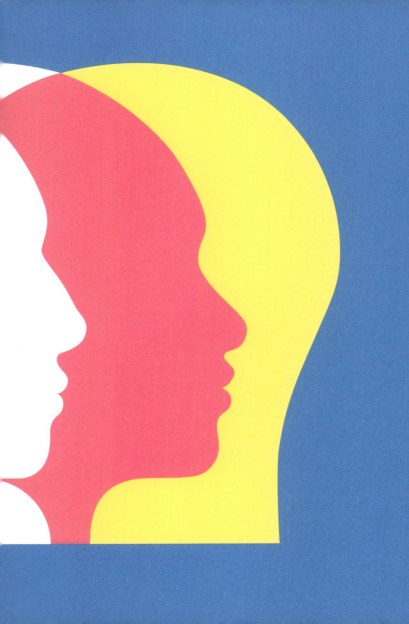

Introducción

Aunque hoy en día tiene un papel más que destacado en la sexualidad, el clítoris es probablemente uno de los órganos más enigmáticos y menos comprendidos del cuerpo humano. De hecho, es paradójico que, hasta hace unos pocos años, ni siquiera se hiciera referencia a él en los libros de anatomía... Increíble, ¿no?

La ignorancia y el tabú que rodeaban al clítoris han llegado prácticamente a nuestros días, ya que no fue hasta 2010 cuando, por primera vez en la historia, se representó en 3D y se empezó a hablar más sobre él, especialmente de su importancia relacionada con el placer erótico en cuerpos con vulva. Esto sucedió –por situarlo en su contexto– el mismo año en que se logró crear la primera célula artificial o se comercializaron los coches autónomos.

El potencial erógeno del clítoris es infinito: su capacidad para proporcionar excitación, orgasmos y multiorgasmos de maneras completamente diferentes revela la complejidad de la respuesta sexual. Eso sí, hay que tener en cuenta que cada persona es un mundo y su estimulación y reacciones no son una ciencia exacta, por lo que conocer el clítoris es también celebrar la diversidad de las distintas experiencias de este, únicas para cada persona.

Más allá de su función biológica, el clítoris se ha erigido en símbolo tanto de las revoluciones sexuales como de la emancipación y el empoderamiento, desafiando las narrativas tradicionales y fomentando la exploración y celebración de la sexualidad.

El clítoris estuvo en boca de todos también en 2019, cuando un pequeño pero revolucionario juguetito sexual causó sensación en el mundo entero: el succionador.

La pregunta recurrente es por qué ha permanecido invisibilizado durante tanto tiempo. ¿Cómo hemos tardado tanto en ponerlo en valor, tratándose de un órgano crucial para la experiencia sexual? Las razones que lo explican son distintas y complejas, vinculadas a los estigmas culturales y a la falta de educación sexual. El clítoris, a pesar de ser una gran fuente de placer al alcance de nuestra mano, sigue siendo un gran desconocido, lo que demuestra la urgencia de explorarlo y comprenderlo mejor.

Este libro no solo te ayudará a profundizar en este órgano fascinante, por medio del conocimiento de su anatomía y el papel que desempeña en el placer, sino también a conocer su pasado, presente y futuro.

Primera parte

ANATOMÍA
DEL CLÍTORIS

¿Cómo es el clítoris?

Si en una encuesta callejera preguntáramos en qué parte de la vulva se encuentra el clítoris, la mayoría de las personas apostarían por la zona encima de la uretra. Sin embargo, el que es uno de los órganos centrales de la sexualidad –sobre todo si se tiene vulva– es mucho mayor de lo que se ve.

El clítoris tiene partes eréctiles, bulbos y miles de terminaciones nerviosas. Lo cierto es que cada vez estamos más cerca de conocer todos sus secretos. Y algo que sabemos a ciencia cierta es que presenta una peculiaridad: su principal función es la de proporcionar placer erótico.

Anatómicamente, el clítoris es un órgano más grande de lo que se suele pensar: mide entre 9 y 12 cm y tiene forma de «Y» invertida. Está unido al arco púbico y, a través de tejidos de soporte (los extremos de la «Y»),[8] queda conectado también al monte de Venus y los labios externos e internos. En la zona central abraza la uretra y la vagina...[9] ¡toda una obra de ingeniería!

[8] Pauls, R. N., «Anatomy of the clitoris and the female sexual response», *Clinical Anatomy*, 2015, 28(3), páginas 376-384.

[9] O'Connell, H. E., Sanjeevan, K. V., Hutson, J. M., «Anatomy of the clitoris», *The Journal of Urology*, 2005, 174, páginas 1189-1195.

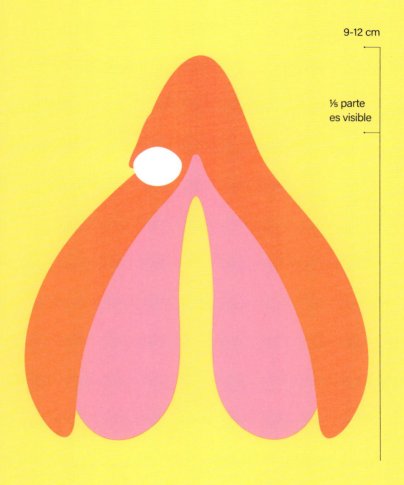

9-12 cm

⅕ parte
es visible

La mayor parte de esta estructura no queda a la vista, sino oculta bajo la piel: un estudio de 2015[10] concluyó que solo aproximadamente la quinta parte del clítoris es visible, es la conocida como el glande.

Aunque su estructura interna es mucho más extensa de lo que sugiere su apariencia externa, el clítoris ha sido, a lo largo de la historia, relegado a un papel secundario en las investigaciones anatómicas. Para que te hagas a la idea, llegamos a la Luna en el 1969 y el primer tratado del clítoris no se publicó hasta 1998. La constante falta de información ha sido una fuente de desconocimiento que ha alimentado mitos, creencias erróneas y sentimientos como la culpa o la vergüenza alrededor del placer de las personas con vulva.

¿Dónde está?

Algo más abajo del Monte de Venus, que marca el inicio de la zona púbica, hay una pequeña protuberancia generalmente recubierta por un capuchón de piel. Pues sí, ¡eso es el glande del clítoris! La «capucha» es lo que se conoce como prepucio, que es la zona externa, visible y accesible a través de la vulva. Tras esa pequeña parte, el clítoris se extiende internamente, ramificándose en dos brazos que abrazan la vagina y la uretra formando una red de terminaciones nerviosas.

Su ubicación hace que la penetración en la vagina pueda resultar más placentera, ya que esta por sí sola no tiene mucha sensibilidad. Y es que, por si no lo habías pensado, la vagina es el canal «diseñado» para dar a luz, por lo que conviene que no sea extremadamente sensible... ¡de eso ya se encarga el clítoris!

[10] Pauls, R. N., «Anatomy of the clitoris and the female sexual response», *Clinical Anatomy*, 2015, 28(3), páginas 376-384.

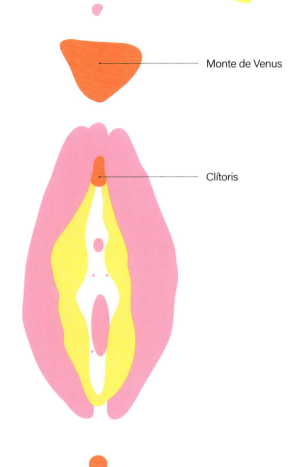

Monte de Venus

Clítoris

Vulva *vs.* vagina

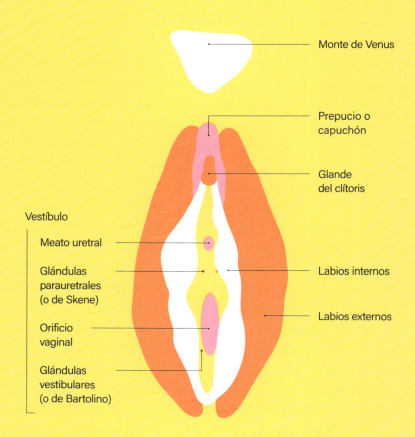

Monte de Venus

Prepucio o capuchón

Glande del clítoris

Vestíbulo

Meato uretral

Glándulas parauretrales (o de Skene)

Orificio vaginal

Glándulas vestibulares (o de Bartolino)

Labios internos

Labios externos

La vulva

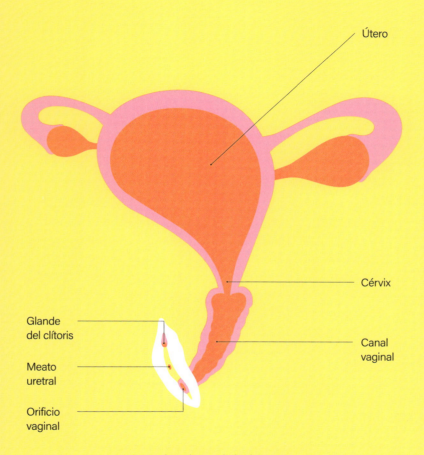

Útero

Cérvix

Glande
del clítoris

Meato
uretral

Orificio
vaginal

Canal
vaginal

La vagina y los genitales internos

Explorar la anatomía del clítoris nos lleva a hablar de la vulva, ya que, cuando hablamos del primero, inevitablemente lo hacemos también de la segunda. Sin embargo, a diferencia de lo que mucha gente cree (y a pesar de ser términos a menudo utilizados de manera intercambiable en series, libros o películas), vulva y vagina no son sinónimos.

A modo resumido y gráfico, la vulva abarca la porción externa de los genitales e incluye una variedad de estructuras entre las que se incluye el clítoris. Si hacemos *zoom* sobre la vulva, veremos que en ella se encuentran: el mencionado anteriormente Monte de Venus, situado sobre el hueso púbico; los labios externos e internos, que rodean la entrada vaginal; el prepucio y el frenillo del clítoris, que cubren el glande del clítoris a modo de capa protectora; el vestíbulo vaginal, que es la entrada a la vagina; el perineo, situado entre la vulva y el ano; y las glándulas de Bartolino y las parauretrales, que contribuyen a la lubricación de la vulva y son las responsables de la eyaculación, respectivamente.

La vagina, cuyo orificio es visible desde la vulva, es el tubo fibromuscular que conecta la vulva con el útero. Su longitud es de unos 9 cm de media,[11] aunque varía en función de cada cuerpo y según el curso de la vida sexual. Está compuesta por una capa externa de tejido muscular que le confiere elasticidad y capacidad para contraerse durante el parto o la actividad sexual.

Es decir, lo que vemos a simple vista es la vulva, y a través de ella podemos masajear el clítoris, mientras que por la vagina es posible la penetración y es por donde se expulsan el sangrado menstrual y los fluidos vaginales, como la lubricación.

---

[11] López-Olmosa, J., «La longitud vaginal: análisis multivariante», *Clínica e Investigación en Ginecología y Obstetricia*, 2005, 32, número 6, páginas 230-243.

Descubriendo el clítoris

Un viaje por la geografía erógena

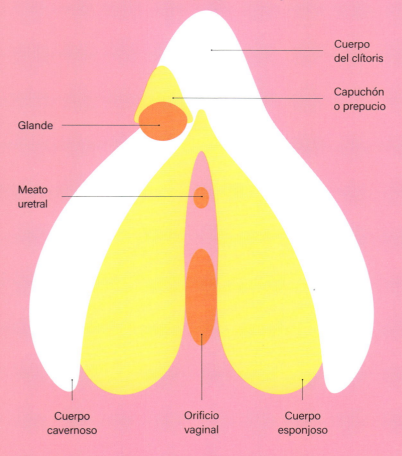

Cuerpo
del clítoris

Capuchón
o prepucio

Glande

Meato
uretral

Cuerpo
cavernoso

Orificio
vaginal

Cuerpo
esponjoso

En 2005,[12] el estudio *Anatomy of the clitoris* estableció las siguientes partes del clítoris:

El glande

El viaje anatómico del órgano del placer comienza por la parte visible de este, el glande. Es una estructura de tejido esponjoso no eréctil que revela la existencia del clítoris. Esta protuberancia redondeada, ubicada en el extremo externo del clítoris, se puede estimular fácilmente desde la vulva con los dedos, el roce de superficies o juguetes, entre muchas otras cosas. Puede que tu alcachofa de la ducha haya sido testigo de más de un descubrimiento refrescante (en caso contrario, quizás es un buen momento para probar).

Con dimensiones que varían entre 4 y 7 mm de largo, tiene forma cónica, o para ser aún más precisxs, una forma de paraboloide elíptico. Una de las características más llamativas del glande es que es la parte con más terminaciones nerviosas del clítoris y, por ende, la más sensible. Además, a diferencia del glande del pene, aquí no hay lugar para la uretra. La principal tarea del glande del clítoris es descargar oleadas de excitación y placer. Sí, es el responsable de brindarnos alegrías.

Cuando llega el momento de la excitación sexual, el glande no se queda atrás. Debido al flujo sanguíneo que inunda los genitales, experimenta un aumento de tamaño, un fenómeno que se conoce como «vasocongestión». Es en ese momento cuando el clítoris recibe más

[12] O'Connell, H. E., Sanjeevan, K. V., Hutson, J. M., «Anatomy of the clitoris», *The Journal of Urology*, 2005, 174, páginas 1189-1195.

oxígeno y, como consecuencia de ello, se vuelve especialmente receptivo a las sensaciones placenteras.

Generalmente el glande está cubierto por el prepucio, también llamado «capuchón del clítoris», que se encarga de proteger la parte más sensible de este órgano y evitar roces excesivos. Sin embargo, cada persona tiene una conformación del glande y del capuchón diferente, lo que hace que cada vulva sea distinta... ¡Y esa diversidad de formas es maravillosa!

Aun así, en general, podemos clasificar la relación del glande con el capuchón en 4 categorías diferentes:

Glande oculto: el glande está escondido y es difícil de ver porque el capuchón es largo.

Glande visible: el glande es visible y los labios internos apenas se separan.

Glande encapuchado: el glande es fácilmente visible retirando el capuchón del clítoris.

Glande protuberante: el glande es visible sin que los labios internos se separen. En este caso, normalmente suele ser un glande más largo.

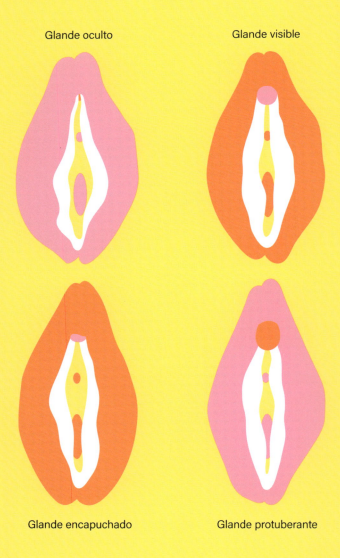

Glande oculto

Glande visible

Glande encapuchado

Glande protuberante

Se considera *clitoridomegalia* cuando
el glande del clítoris mide más de
10 mm de longitud y 7 mm de diámetro.
Esta condición se puede dar por causas
congénitas o a través de la toma de
testosterona, como ocurre entre parte
de la población trans que recurre
a medicación hormonal.[13]

[13] Di Marino, V., Lepidi, H., *Anatomic Study of the Clitoris and the Bulbo-Clitoral Organ*, Nueva York, Springer International Publishing, 2016, 15, página 152.

El cuerpo del clítoris

Tras el glande se encuentra el cuerpo del clítoris, una estructura de alrededor de 2 cm de largo que se extiende desde la base del glande hasta el principio de las raíces del clítoris. Si del glande destacábamos la cantidad de terminaciones nerviosas que se acumulan en tan solo unos milímetros, la característica principal del cuerpo del clítoris es que, al igual que el pene, es capaz de llenarse de sangre (lo que hace que aumente de tamaño y dureza), ya que su tejido es cuerpo cavernoso. Sí, has leído bien, el clítoris también tiene erecciones, y este fenómeno sorprendente a menudo se ha pasado por alto debido al desconocimiento que rodea a este órgano.

Al desencadenar el proceso de erección como respuesta al estímulo sexual, el cuerpo del clítoris contribuye también al placer y a la excitación. Sin embargo, este proceso se da «a escondidas», ya que la estructura se encuentra mayormente oculta debajo de la vulva, dejando solo expuesto el glande. Pero no te preocupes, ¡que las sensaciones aparecen igualmente!

El cuerpo cavernoso o crura del clítoris

Imagina que los crura del clítoris son como unos intrépidos bracitos en forma de «V» invertida, pequeños, pero muy poderosos, que siempre están listos para la acción. Estas estructuras ramificadas se encuentran a la izquierda y a la derecha de la uretra,[14] extendiéndose hacia atrás hasta el pubis, y están conformadas por tejido eréctil. Su función es la de contribuir a la erección del clítoris durante la excitación y justo antes del orgasmo.

Como si fueran los tentáculos de un pulpo, cuando los crura se erectan, el glande se extiende fuera del capuchón del clítoris. No permanece por mucho tiempo en esa posición, ya que después del clímax, se retraen rápidamente al haber cumplido con éxito su misión.

El cuerpo esponjoso o bulbos vestibulares del clítoris

Si hablábamos de los cruras como los «bracitos» del clítoris, los bulbos vestibulares serían los que han pasado una temporada entrenando en el gimnasio. Mucho más voluminosos, estos cuerpos tienen una forma ovoide y se encuentran a cada lado del orificio vaginal.

Su rasgo distintivo es que se inflan con la vasocongestión, de la misma manera que el glande después de recibir estímulos placenteros. Esto tiene un doble efecto, por un lado, contribuye a fortalecer la erección del clítoris, y, por el otro, es como si fueran un suplemento que multiplica el placer, ya que durante la excitación ejercen más presión en la vagina, lo que hace que la penetración resulte mucho más placentera.

---

[14] Velásquez, N., Delgado, R., Briñez, N., «Clítoris: aspectos anatomofisiológicos y patológicos», *Revista de Obstetricia y Ginecología de Venezuela*, 2015, 75(2), páginas 105-121.

El «equipo» de terminaciones nerviosas

Imagina que el clítoris es como un festival de sensaciones, lleno de equipos perfectamente sincronizados y especializados que se dedican a trabajar para que los estímulos se conviertan en un goce sin fin. Esto se debe a que está lleno de nervios diferentes, todos concentrados en enviar señales a nuestro cerebro para que este las traduzca en (muchísimo) placer. Lo mismo pasa con otros órganos del cuerpo. Para ilustrar esto, nos gusta poner el ejemplo de la lengua, cuya intrincada «red» interna de terminaciones nerviosas también es capaz de detectar sabores, texturas y temperaturas.

Todas estas señales se traducen de forma instantánea y generan un torrente de sensaciones. El clítoris nos brinda una experiencia sensorial intensa y gratificante, algo parecido a lo que experimentas al morder una deliciosa pizza.

La inervación o fibras sensitivas de todo el clítoris están compuestas por mecanorreceptores, unos receptores sensoriales o nervios específicos que reaccionan ante el movimiento o la distorsión del cuerpo. ¿Te suena de algo la vibración que emiten algunos juguetes o la masturbación a través de los dedos? El clítoris tiene «equipos» de células nerviosas encargadas de reaccionar ante diferentes sensaciones,[15] son los corpúsculos de Meissner, Pacini, Krause-Finger y Ruffini (ver página siguiente):

[15] O'Connell, H. E., Sanjeevan, K. V., Hutson, J. M., «Anatomy of the clitoris», *The Journal of Urology*, 2005, 174, páginas 1189-1195.

Las terminaciones nerviosas del clítoris

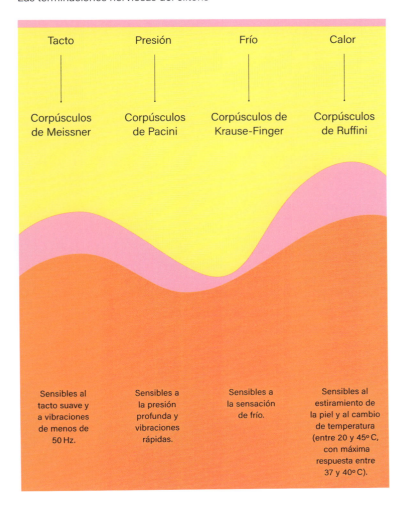

Tacto

Corpúsculos de Meissner

Sensibles al tacto suave y a vibraciones de menos de 50 Hz.

Presión

Corpúsculos de Pacini

Sensibles a la presión profunda y vibraciones rápidas.

Frío

Corpúsculos de Krause-Finger

Sensibles a la sensación de frío.

Calor

Corpúsculos de Ruffini

Sensibles al estiramiento de la piel y al cambio de temperatura (entre 20 y 45º C, con máxima respuesta entre 37 y 40º C).

Los nervios del clítoris tienen la función de enviar una señal nerviosa a la médula. Y esta información viaja al cerebro a toda velocidad como si se tratara de un ascensor. En ese momento culminante, el cerebro traduce esas señales en una respuesta que conocemos y nos encanta sentir: el placer.

Este servicio de mensajería, tan relacionado con el disfrute, se ha explorado (y se sigue explorando) gracias a la cosmética erótica y los juguetes. Estos no solo ofrecen una variedad de estímulos diseñados para provocar excitación, sino que facilitan el acceso al orgasmo, lo que explica por qué muchas personas encuentran un placer significativo con su uso. De todas formas, debes saber que la conexión entre el placer y la mente va más allá de lo físico: nuestro cerebro desempeña un papel clave, influyendo en el placer más de lo que crees. Y es que el clítoris responde tanto a estímulos externos –como los que proporcionan los juguetes o la mano– como a estímulos internos –fantasías, recuerdos, sueños eróticos, etcétera–, que activan nuestro deseo.

El cerebro es capaz de potenciar nuestra disposición para sentir placer. ¿Alguna vez has experimentado la excitación solo mediante fantasías, sin necesidad de contacto físico? Así es, ¡la mente es nuestro órgano sexual más poderoso!

Hasta febrero 2023 no se sabía exactamente cuántas terminaciones nerviosas reunía el clítoris, puesto que los estudios que se habían realizado analizaban clítoris de mamíferos no humanos. Actualmente, sabemos que el clítoris tiene aproximadamente 10 000 terminaciones nerviosas, lo que lo convierte en uno de los órganos más sensibles del cuerpo humano.[16]

[16] Uloko, M., Isabey, E. P., Peters, B. R., «How many nerve fibers innervate the human glans clitoris: a histomorphometric evaluation of the dorsal nerve of the clitoris», *The Journal of Sexual Medicine*, 2023, 20(3), páginas 247-252.

Las funciones del clítoris: placer ¡y más!

Con su extraordinario superpoder de proporcionar placer gracias a sus miles de nervios, podrías pensar que este apartado sobra, ya que es indiscutible que la misión del clítoris es la de darnos dosis de placer erótico una y otra vez. O, al menos, esto es lo que también se creía hasta 2019. Hasta ese año, el clítoris era considerado el único órgano del cuerpo humano con esta característica específica. Ni el pene podía presentarse como órgano exclusivo del placer, ya que tiene la función adicional de expulsar la orina y el semen.

Sin embargo, un estudio de 2020[17] supuso un emocionante capítulo nuevo, con un giro de guion respecto al papel del clítoris. Resulta que también tiene gran responsabilidad a la hora de facilitar la reproducción: la función de aportar sangre y oxígeno a los genitales durante los encuentros sexuales facilita la concepción.

Este descubrimiento reciente, así como otros datos nuevos sobre su funcionamiento, demuestran que, seguramente, aún nos queda mucho por descubrir. Cuál será su próximo *plot twist* es algo que desconocemos, pero tenemos muchas ganas de descubrirlo.

Según el estudio mencionado, entre el 76 % y el 80 % de las mujeres cis necesitan la estimulación del clítoris para llegar al orgasmo. A través de la penetración vaginal, solo un 30 % de estas alcanza el clímax. De hecho, el orgasmo es más frecuente cuando el clítoris se suma a los juegos

---

[17] Levin, R. J., «The clitoris–An appraisal of its reproductive function during the fertile years: Why was it, and still is, overlooked in accounts of female sexual arousal», *Clinical Anatomy*, 2020, 33(1), páginas 136-145.

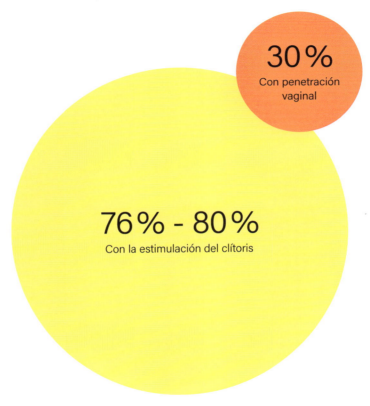

30%
Con penetración
vaginal

76% - 80%
Con la estimulación del clítoris

eróticos, especialmente a través de la masturbación manual y del sexo oral. Así que merece la pena descubrir cómo estimularlo correctamente, ¿no crees? Ah, y otra cosa: los besos también facilitan el placer y el orgasmo. Palabra de la ciencia.

Clítoris *vs.* pene: más que amigos

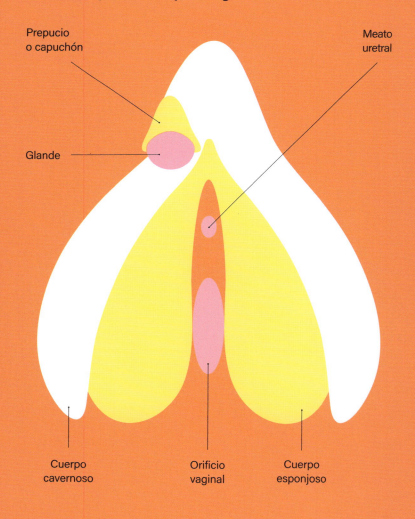

Prepucio o capuchón

Meato uretral

Glande

Cuerpo cavernoso

Orificio vaginal

Cuerpo esponjoso

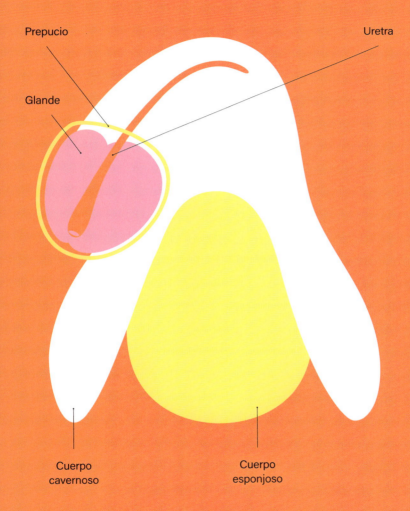

Prepucio

Glande

Uretra

Cuerpo
cavernoso

Cuerpo
esponjoso

Como te adelantamos al principio del libro, el clítoris y el pene tienen algunas similitudes. Popularmente se solía pensar que este parecido se daba entre el pene y la vagina, que no son órganos homólogos, ni tan siquiera se parecen. En cambio, el clítoris y el pene comparten características desde el principio, ya que su desarrollo embrionario es el mismo. A partir de una fase de la gestación, la estructuras embrionarias se terminan desarrollando en el pene o el clítoris a partir de la misma estructura.

Esto hace que ambos órganos tengan prepucio, glande, frenillo, tronco, cuerpo esponjoso y cuerpo cavernoso. Pero también que, a nivel fisiológico, puedan tener erecciones y aumentar su tamaño gracias al bombeo de sangre. En cuanto a medidas, también son semejantes: el pene en reposo mide de media 9,16 cm (en erección 13,12 cm), mientras que el clítoris en reposo unos 9 cm.[18]

Y, recuerda que, independientemente del tamaño, que varía en cada persona, hay algo que no cambia: el disfrute que te pueden proporcionar.

[18] Lynch, V. J., «Clitoral and penile size variability are not significantly different: Lack of evidence for the byproduct theory of the female orgasm», *Evolution and Development*, 2008, 10(4), páginas 396-397.

El clítoris también tiene erecciones nocturnas

Una prueba de que hace falta más educación sexual es que la mayoría sabemos de sobra que el pene puede tener erecciones, pero poca gente sabe que el clítoris tiene la misma capacidad.

En mayor medida, la erección del clítoris se produce cuando los mecanismos de la excitación se activan. En ese momento, los genitales en general (incluido el clítoris) reciben oxígeno, lo que los mantiene en funcionamiento y activos, listos para la acción. Lo mismo sucede al hacer deporte: todo tu cuerpo recibe un impulso de sustancias químicas y de oxígeno que hacen que te sientas mejor y más saludable. Así que, tanto la masturbación como compartir experiencias sexuales con otras personas se parecen al ejercicio físico: ambos nos pueden beneficiar tanto emocional como físicamente.

Esto no implica que tengamos que mantener siempre una vida sexual hiperactiva. Una de las cosas que hay que normalizar es que la intimidad es discontinua, es decir, pasa por épocas donde no hay mucha actividad sexual, como nos sucede con el el gimnasio (aunque en este caso, seguramente nos gustaría tener más histórico de constancia que de matrículas). Cuando esto sucede, los genitales reciben poco oxígeno, lo cual limita su función y vitalidad, como si se encontraran en un estado de letargo. De igual manera, cuando nos volvemos más sedentarixs, dejamos de hacer ejercicio y nuestros músculos comienzan a perder tono.

Pero ¿y si te dijéramos que cuando esto pasa tu cuerpo sigue «entrenando» por su cuenta? Sí, el sueño se encarga de que nuestros órganos funcionen de forma óptima y «hagan ejercicio», incluido el clítoris.

Las fases REM coinciden con los momentos en los que sueñas. A veces, la erección del clítoris (y del pene) se refleja en el relato mental que tu cerebro está produciendo y, cuando pasa esto, es mucho más probable que tengas un sueño erótico.

Durante las fases del sueño, este órgano se llena de sangre arterial, con alto contenido de oxígeno, y se erecta en varias ocasiones.[19] De media, se calcula que son unas cuatro o cinco veces por noche,[20] lo que logra que sus tejidos estén siempre en forma. Vamos, ¡un gimnasio en total reposo!

[19] Van Driel, M. F., «Sleep Related Erections Throughout the Ages», *The Journal of Sexual Medicine*, 2014, 11(7), páginas 1867-1875.

[20] Krassioukov, A., Elliott, S., «Neural Control and Physiology of Sexual Function: Effect of Spinal Cord Injury», *Topics in Spinal Cord Injury Rehabilitation*, 2017, 23(1), páginas 1-10.

Conocerse: mejor sexualidad y mayor placer

Nos gusta pensar que «el saber es placer», ya que, cuanto más se averigua sobre el funcionamiento de nuestro cuerpo y de los mecanismos que ponen en marcha la maquinaria de la sexualidad, más podemos ejercitarlos y explorar nuestra vida íntima. En el caso del clítoris, fue en 2005 cuando un estudio descubrió la correlación directa entre su conocimiento y el placer sexual de las personas con vulva.

Según esta investigación, las mujeres cis con un mayor conocimiento del clítoris disfrutaban de una frecuencia significativamente mayor de orgasmos en la masturbación. En cambio, este beneficio no se traducía en un aumento similar durante las relaciones sexuales en parejas heterosexuales.[21]

Curioso, ¿no? Este dato pone en evidencia la desigualdad de género y la construcción social del sexo que ha subestimado históricamente el placer de las mujeres, mientras ensalzaba el de los hombres.

Esto de relegar el clítoris a un segundo plano tiene nombre: «brecha orgásmica». El estudio recién mencionado invita a cuestionar las narrativas sociales que han moldeado nuestras percepciones sobre el placer y la igualdad en el ámbito sexual. Nos gusta pensar que el conocimiento detallado del clítoris será una de las claves para disminuir esta brecha. Un pequeño paso para este órgano, pero un gran paso para conseguir que el placer sea, cada vez más, una experiencia compartida y no solo accesible para una parte de la población.

---

[21] Wade, L. D., Kremer, E. C., Brown, J., «The incidental orgasm: The presence of clitoral knowledge and the absence of orgasm for women», *Women & Health*, 2005, 42(1), páginas 117-138.

Cómo estimulan su clítoris las personas que lo tienen

Por mucho que existan artículos o vídeos que aseguren poseer las claves universales para desencadenar el máximo disfrute, tenemos una noticia que darte: el clítoris no es como un sistema informático que se pueda *hackear*. No existe una técnica de estimulación infalible, ya que entran en juego diversas variables que pueden amplificar o atenuar la experiencia de placer.

Cada persona tiene una sensibilidad distinta: hay quienes fantasean y quienes no, y hay quien tiene una relación más cercana y saludable con su sexualidad y quien está más alejadx de ella. Por eso, desde un principio, será esencial escuchar a tu propio cuerpo para saber qué movimiento, ritmo o presión te pide cada momento de la excitación. ¡A eso nos referimos con la autoexploración!

Para que te hagas una idea de la diversidad que compone el mosaico de clítoris que existe en el mundo y sus diferentes opciones de estimulación, te recomendamos que eches un vistazo a las siguientes estadísticas relacionadas:

Preferencias en la estimulación del clítoris

Lugar

66%
Estimular directamente el clítoris

45%
Alrededor del clítoris
pero no directamente

Movimientos

63%
Tocarse con movimientos de arriba abajo

52%
En círculos

30%
De lado a lado

Presión

33%
Masajear con una presión
entre ligera y fuerte

31%
Muy, muy
suave

11%
Presión
firme

Conocerse: mejor sexualidad y mayor placer

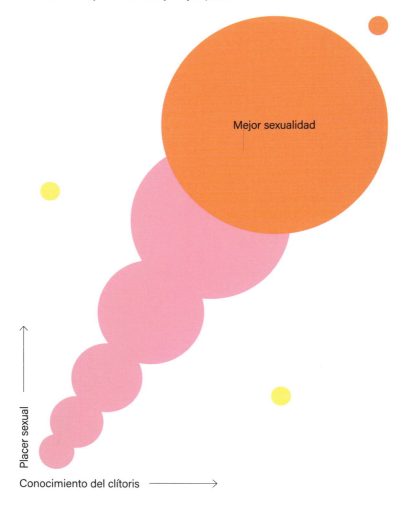

Mejor sexualidad

Placer sexual

Conocimiento del clítoris ⟶

La pluralidad de preferencias a la hora de estimular el clítoris deja claro que, independientemente de la manera en que se haga, es una vía directa hacia el placer. Así que, de inmediato, surge una pregunta fundamental: ¿cómo es posible que persista la idea de que las personas, por el hecho de tener vulva, pueden alcanzar el orgasmo durante el coito solo con la penetración vaginal?

La realidad es que, en ausencia de la estimulación directa del clítoris, apenas un tercio de las mujeres cis experimenta un orgasmo durante las relaciones sexuales.[22] Pero esta creencia tan arraigada, se convierte en un prisma a través del cual evaluamos nuestra propia sexualidad.

Nos enfrentamos a la presión de cumplir con expectativas culturales, lo que puede generar sentimientos de culpa y dudas acerca del propio placer; o incluso a creer que los orgasmos provenientes de la estimulación del clítoris son, de alguna manera, menos satisfactorios que aquellos provocados a través de la penetración,[23] cuando lo cierto es que no hay ninguna evidencia de que sean menos placenteros. Es esencial comprender que la fuente del placer no define su calidad y que la diversidad de caminos hacia el placer y el clímax merece ser celebrada y explorada sin juicios externos o internos.

[22] Prause, N., Kuang, L., Lee, P., Miller, G., «Clitorally Stimulated Orgasms Are Associated With Better Control of Sexual Desire, and Not Associated With Depression or Anxiety, Compared With Vaginally Stimulated Orgasms», *The Journal of Sexual Medicine*, 2016, 13(11), páginas 1676-1685.

[23] Hoy, M., van Stein, K., Strauss, B., Brenk-Franz, K., «The Influence of Types of Stimulation and Attitudes to Clitoral Self-stimulation on Female Sexual and Orgasm Satisfaction: a Cross-sectional Study», *Sexuality Research and Social Policy*, 2021, 19, páginas 1-12.

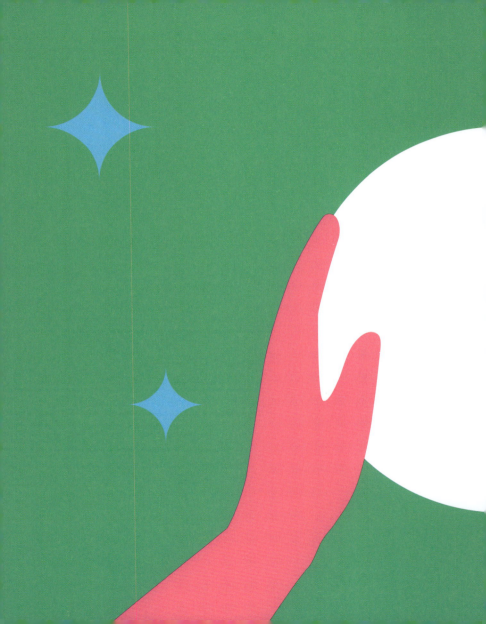

Segunda parte

EL «PUNTO G»

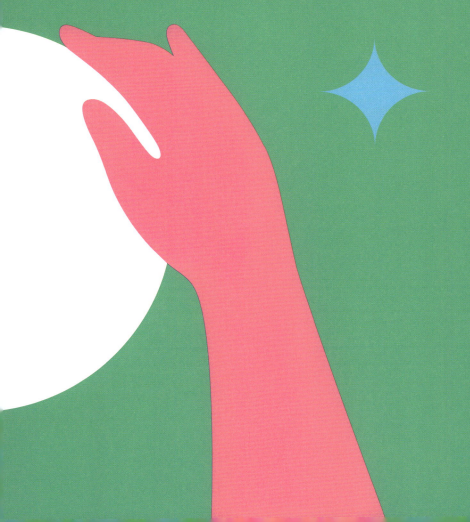

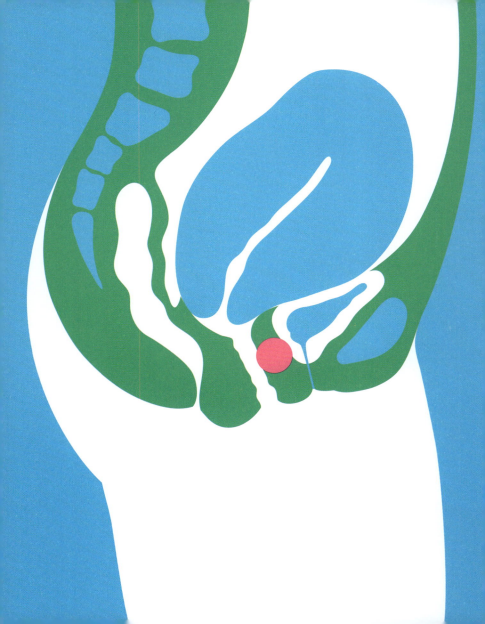

¿Mito o realidad?

Actualmente, el célebre «punto G» sigue siendo una de las áreas de la investigación científica más controvertidas y ambiguas. Y, por supuesto, uno de los temas de conversación más jugosos en la esfera de la sexualidad. ¿A quién no le gusta hablar de este misterioso lugar erógeno?

Hasta donde sabemos, el «punto G» es una estructura que se sitúa en la pared anterior de la vagina (de cara al ombligo, para entendernos). Estimularla puede producir placer debido a lo sensibles que son las estructuras que convergen en la zona. Así pues, podríamos decir que hay evidencias de su existencia, pero como zona y no como *punto*.

Detrás de este intrincado concepto existe una historia mucho más interesante. Te la contamos en las siguientes páginas.

La historia del «punto G»

Vas a iniciar un viaje en el tiempo para adentrarte en el «punto G»,
el enigma erótico que ha dejado su huella (y sigue dejándola) en la
historia de la sexualidad. Pero para empezar este recorrido debemos
remontarnos a principios del siglo xx, cuando el debate entre vulva y
vagina, en lo que a placer se refiere, estaba en auge.

«G» de Gräfenberg

Antes del siglo xx, la sexualidad era concebida como algo puramente
genital y físico que nada tenía que ver con el desarrollo de una persona
en todas sus etapas. Si bien ahora sabemos que esta forma parte de la
vida y que el placer es determinante en la actividad psíquica, esto no
se supo hasta la publicación de *Tres ensayos sobre teoría sexual*,[24]
de Sigmund Freud.

Su distinción entre el orgasmo vaginal y el clitorial persiste en
la mentalidad de muchísima gente en la actualidad, como hemos
mencionado. Además, generó la concepción errónea de que los
orgasmos clitorianos eran de «segunda categoría». Según su teoría,
el orgasmo vaginal sería propio de un desarrollo psicosexual maduro,
mientras que el clitorial sería consecuencia de un desarrollo inmaduro
y síntoma de algún trastorno o trauma.

En 1950, el ginecólogo alemán Ernst Gräfenberg hipotetizó
por primera vez sobre la existencia de una zona misteriosa mientras

---

[24] Freud, S., *Tres ensayos sobre teoría sexual*, Alianza Editorial, Madrid, 2011.

investigaba acerca del orgasmo, la uretra y la anatomía de la vagina.[25] Al heredar su «G» de Gräfenberg, este «punto» emergía en el escenario de la sexualidad y se convertiría, con el tiempo, en el centro de atención.

Masters y Johnson y Beverly Whipple: en busca del «tesoro»

El placer cada vez ganaba más protagonismo, especialmente el relacionado con la vulva, que empezó a adquirir mayor importancia en el imaginario colectivo. Uno de sus puntos de inflexión tuvo lugar en la década de 1960 gracias a los estudios de Williams Masters y Victoria Johnson, quienes investigaron sobre la respuesta sexual humana y destacaron la importancia de la estimulación del clítoris para alcanzar el orgasmo.

Con sus nuevas teorías, plantearon la posibilidad de que el clítoris se estimulara también en la penetración de manera interna. Lo que sí pudieron afirmar en su estudio de 1966[26] es que el orgasmo es uno y se da mayoritariamente por estimulación clitorial, independientemente de si es interna o externa.

Volviendo al «punto G», unos quince años más adelante, Beverly Whipple, enfermera y sexóloga, declaró la existencia de una estructura dentro de la vagina especialmente sensible y la denominó «*G spot*».[27]

Era el momento perfecto, ya que en 1982 y a lo largo de una década la vagina volvió a situarse en el centro de las conversaciones científicas

[25] Gräfenberg, E., «The Role of Urethra in Female Orgasm», *International Journal of Sexology*, 1950, 3(2), página 146.

[26] Masters, W. H., Johnson, V. E., *Human Sexual Response*, Boston, Little & Brown, 1966.

[27] Addiego, F., Belzer, E. G., Comolli, J., *et al.*, «Female Ejaculation: A Case Study», *Journal of Sexual Research*, 1981, 17(1), páginas 13-21.

Fechas clave en la historia del «punto G»

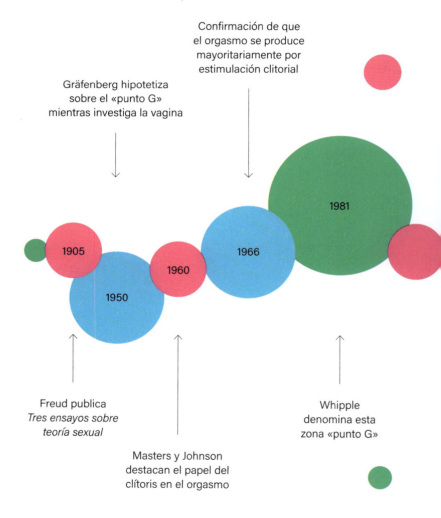

Confirmación de que
el orgasmo se produce
mayoritariamente por
estimulación clitorial

Gräfenberg hipotetiza
sobre el «punto G»
mientras investiga la vagina

1905

1950

1960

1966

1981

Freud publica
*Tres ensayos sobre
teoría sexual*

Masters y Johnson
destacan el papel del
clítoris en el orgasmo

Whipple
denomina esta
zona «punto G»

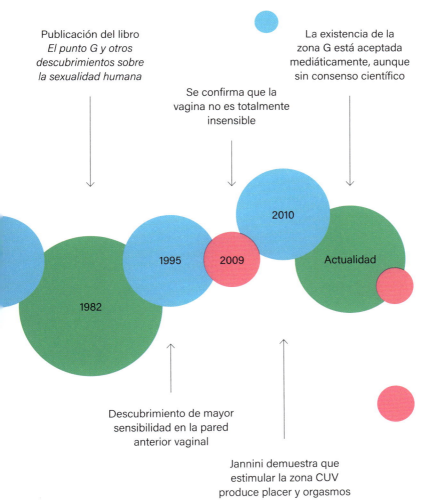

Publicación del libro
El punto G y otros
descubrimientos sobre
la sexualidad humana

La existencia de la
zona G está aceptada
mediáticamente, aunque
sin consenso científico

Se confirma que la
vagina no es totalmente
insensible

2010

1995

2009

Actualidad

1982

Descubrimiento de mayor
sensibilidad en la pared
anterior vaginal

Jannini demuestra que
estimular la zona CUV
produce placer y orgasmos

tras la publicación del libro *El punto G y otros descubrimientos sobre la sexualidad humana*.[28] Lxs científicxs comenzaron la buscar un órgano específico o una zona dentro de la pared vaginal anterior con una alta densidad nerviosa que pudiera explicar la sensibilidad reportada por muchas mujeres cis.

Jannini, el investigador que (quizás) resolvió el misterio

En 1995[29] los esfuerzos dieron fruto y se confirmó, después de analizar los tejidos de la pared anterior de la vagina, que era una zona que estaba más densamente inervada, es decir, había una mayor sensibilidad en esa área que en la pared posterior.[30] También se confirmó que las zonas más cercanas a la entrada vaginal tenían mayor cantidad de fibras nerviosas que las regiones más profundas.

Todos estos datos se ratificaron en 2009[31] y, además, se planteó la posibilidad de que existiera un lugar específico en la vagina que fuera sensible a los estímulos eróticos y capaz de desencadenar un orgasmo como lo haría el clítoris. Esta hipótesis empezaría a revocar la creencia de que, anatómicamente hablando, la vagina tuviese menos terminaciones nerviosas y que, por tanto, fuera prácticamente insensible.

[28] Ladas, A. K., Whipple, B., Perry, J. D., *The G-Spot and Other Discoveries About Human Sexuality*, Nueva York, Holt, Reinehart & Winston, 1982.

[29] Hilliges, M., Falconer, C., Ekman-Ordeberg, G., Johansson, O., «Innervation of the Human Vaginal Mucosa as Revealed by PGP 9.5 Immunohistochemistry», *Acta Anatomica*, 1995, 153, páginas 119-126.

[30] *Ídem*.

[31] Song, Y. B., Hwang, K., Kim, D. J., Han, S. H., «Innervation of vagina: microdissection and immunohistochemical study», *Journal of Sex & Marital Therpy*, 2009, 35, páginas 144-153.

Entre 2010 y 2014, el endocrinólogo y sexólogo italiano Emmanuele Jannini demostró, con tecnología en vivo, que estimular la pared anterior vaginal (tanto a solas como a través de la penetración con pene) provocaba cierta presión en la uretra, en el tejido esponjoso y cavernoso del clítoris y en las glándulas parauretrales (o de Skene), y concluyó que esa práctica podría generar placer y orgasmos, algo que no ocurre en otras áreas de la vagina.[32]

En la actualidad, el debate científico sobre la existencia y eventuales características de la zona G continua.[33] Aunque no hay consenso científico, en el ámbito mediático su existencia es ampliamente aceptada.

Lo que sí sabemos a ciencia cierta es que este debate trasciende lo sexológico: abarca el ámbito político, social, médico... El «punto G» se erige en la región más inexplorada de toda la anatomía humana, que aún espera ser descubierta plenamente.

[32] Jannini, E., Buisson, O., Rubio-Casillas, A., «Beyond the G-spot: clitourethrovaginal complex anatomy in female orgasm», *Nature Reviews Urololy*, 2014, 11, páginas 531-538.

[33] Vieira-Baptista, P., Lima-Silva, J., Preti, M., Xavier, J., Vendeira, P., Stockdale, C. K., «G-spot: Fact or Fiction?: A Systematic Review», *The Journal of Sexual Medicine*, 2021, 9(5), 100435.

De «punto G» a CUV

Resulta curioso pensar que, aunque los avances y descubrimientos han evidenciado que no se trata de un punto como tal, y que el término no está ampliamente aceptado por la comunidad científica, el nombre que se sigue utilizando de manera habitual es «punto G».

Emmanuele Jannini y su equipo de investigación descubrieron, en 2014,[34] lo que actualmente se llama «*clitouretrovaginal complex (CUV)*»: una estructura en la que convergen el clítoris, la uretra, la vagina y las glándulas parauretrales o de Skene.

El CUV empezó a consolidarse entre la comunidad científica en 2014,[35] con el estudio *Verificación de la anatomía y nuevo descubrimiento histológico del complejo «punto G»*, que expuso su estructura anatómica y su composición histológica. A diferencia del «punto G» tradicional, el *clitouretrovaginal complex* se entiende como una estructura dinámica y compleja, no como un punto hipersensible y estático en la vagina.

[34] Jannini, E., Buisson, O., Rubio-Casillas, A., «Beyond the G-spot: clitourethrovaginal complex anatomy in female orgasm», *Nature Reviews Urololy*, 2014, 11, páginas 531-538.

[35] Addiego, F., Belzer, E. G., Comolli, J., Moger, W., Perry, J. D., «Verification of the anatomy and newly discovered histology of the G-spot complex», *BJOG: An International Journal of Obstetrics and Gynaecology*, 2014, 121(11), páginas 1333-1339.

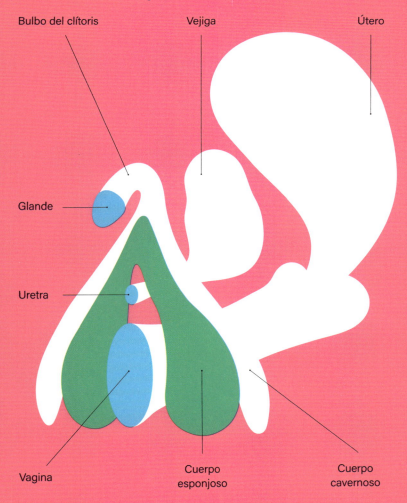

CUV: Clítoris – Uretra – Vagina

Bulbo del clítoris

Vejiga

Útero

Glande

Uretra

Vagina

Cuerpo esponjoso

Cuerpo cavernoso

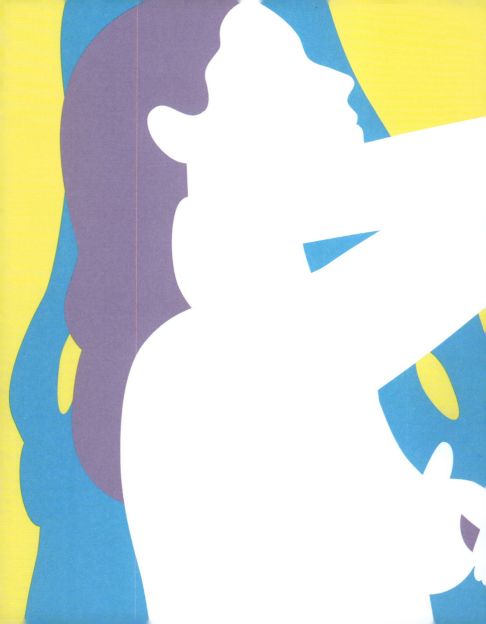

Tercera parte

SQUIRTING Y EYACULACIÓN

Líquidos del deseo: los fluidos de la vagina/vulva en la respuesta sexual

En la vulva, los fluidos que aparecen durante la excitación sexual u orgasmo son parecidos a los diferentes movimientos en un *ballet* erótico. Estos se pueden dividir en 4 categorías: lubricación vaginal, eyaculación, *squirting* e incontinencia coital (ver el gráfico de la página siguiente).

Imagina que la lubricación vaginal es la primera en salir a escena, suave y elegante, preparando el terreno para la aparición de la estrella protagonista, la eyaculación, y con ella el clímax de la obra. Pero no podemos olvidarnos de la actuación (siempre sorpresiva) tanto del *squirting*, parecido a un número de acrobacia que desafía la gravedad, como de la incontinencia coital, el grupo de baile que necesita atención.

En un estudio publicado en 2011[36] todos estos fluidos eran agrupados sin distinción como «eyaculación femenina», equiparándose a la eyaculación del pene. Pero hoy contamos con más información y sabemos que se originan en lugares anatómicos distintos, en distintas cantidades y poseen composiciones y roles distintos. Además, a la hora de expulsarlos, experimentamos sensaciones corporales diferentes.

Dos estudios publicados en 2013 y 2018[37] explicaron que la lubricación vaginal, el *squirting* y la eyaculación son muy diferentes

---

[36] Rubio-Casillas A., Jannini, E. A., «New insights from one case of female ejaculation», *The Journal of Sexual Medicine*, 2011, 8, páginas 3500-3504.

[37] [1] Pastor, Z., «Female Ejaculation Orgasm Vs. Coital Incontinence: A Systematic Review», *The Journal Of Sexual Medicine*, 2013, 10(7), páginas 1682-1691. [2] Pastor, Z., Chmel, R., «Differential diagnostics of female "sexual" fluids: a narrative review», *International Urogynecology Journal*, 2018, 29, páginas 621-629.

Fluidos expulsados durante la respuesta sexual

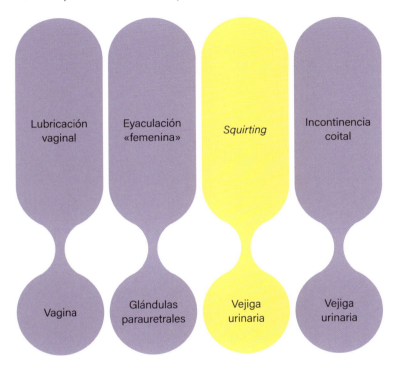

y aparecen naturalmente durante la respuesta sexual como una reacción corporal más. Sin embargo, la pérdida de orina durante las relaciones sexuales, llamada «incontinencia coital», es síntoma de un trastorno, al igual que la incontinencia urinaria. Si experimentas la pérdida de orina durante tus relaciones sexuales, te recomendamos que le prestes atención y consultes con especialistas de la salud.

¿Qué es el *squirting*?

De todos los temas de conversación sobre sexualidad, el *squirting* es uno de los más candentes. Esto se explica, en gran parte, por el rol central que se le ha otorgado en la industria de la pornografía, con una representación constante que ha influido en su popularidad. Aunque también ha contribuido a plantear dudas y a generar debate.

Contrariamente a la imagen (a menudo exagerada y sexualizada) que se ha vendido de él durante mucho tiempo, el *squirting* no es más que la expulsión de un líquido que tiene una composición similar a la orina diluida y que ocurre en proximidad del orgasmo o durante un intenso placer sexual. ¡Eso es todo!

La cantidad de líquido expulsado varía en función de diversos factores, pero oscila entre los 15 y 110 ml,[38] aproximadamente el equivalente al recipiente que te permiten subir a un avión. Es decir, una dosis muy alejada de lo exhibido en la pornografía, donde el *squirting* se asocia a abundantes chorros.

A pesar de la uniformidad que muestra la pornografía, la experiencia del *squirting* es individual. Algunas personas sienten mucho placer al experimentarlo, mientras que para otras puede no ser tan significativo y relacionan el fenómeno más bien con el placer de la pareja sexual.

Lo que sí puede ser común es cómo se siente físicamente. Generalmente, se describe como un impulso parecido al de orinar y una pérdida de control de la emisión de fluidos.

---

[38] Salama, S., Boitrelle, F., Gauquelin, A., *et al.*, «Nature And Origin Of "Squirting" In Female Sexuality», *The Journal of Sexual Medicine*, 2015, 12, páginas 661-666.

Squirting: falsas creencias[39]

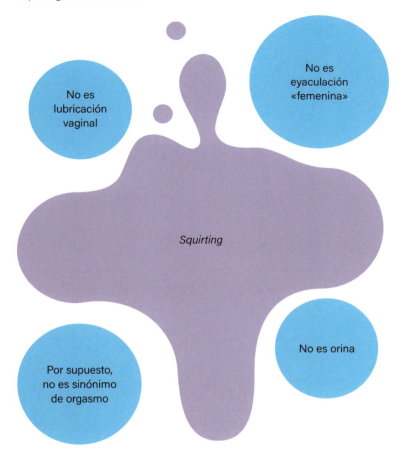

[39] Pastor, Z., Chmel, R., «Differential diagnostics of female "sexual" fluids: a narrative review», *International Urogynecology Journal*, 2018, 29, páginas 621-629.

Squirting vs. eyaculación «femenina»

La eyaculación y el *squirting* comparten el «terreno», pero son dos plantas distintas en un mismo jardín. Diversos estudios han confirmado las diferencias entre ambos fenómenos. Aunque puedan compartir el mismo contexto de la respuesta sexual, la composición de los fluidos varía significativamente. La eyaculación es, en esencia, un líquido blanquecino y viscoso, liberado en las proximidades del orgasmo o en momentos de placer sexual intensificado.[40] Sin embargo, cuando se expulsa no hay fuegos artificiales, ya que la cantidad de fluido es mínima: menos de 1 ml.[41] Este líquido proviene de las glándulas parauretrales o de Skene, la famosa próstata «femenina» (ver páginas siguientes). Como curiosidad, esta sustancia contiene un componente que también se encuentra en la próstata de las personas con pene: el antígeno prostático específico (PSA).[42]

Por su parte, el *squirting* se origina en la vejiga y, en lugar de PSA, en su composición hallamos ácido úrico, creatina y urea, sustancias que se encuentran en la orina en cantidades bastante más concentradas.[43]

---

[40] Pastor, Z., Chmel, R., «Female ejaculation and squirting as similar but completely different phenomena: A narrative review of current research», *Clinical Anatomy*, 2022, 35(5), págs. 616-625.

[41] Rubio-Casillas A., Jannini, E. A., «New insights from one case of female ejaculation», *The Journal of Sexual Medicine*, 2011, 8, páginas 3500-3504.

[42] Pastor, Z., & Chmel, R. *ídem.*

[43] [1] Pastor, Z., «Female ejaculation orgasm vs. coital incontinence: a systematic review, *The Journal of Sexual Medicine*, 2013, 10(7), páginas 1682-1691. [2] Salama, S., Boitrelle, F., Gauquelin, A., *et al.*, «Nature And Origin Of "Squirting" In Female Sexuality», *The Journal of Sexual Medicine*, 2015, 12, páginas 661-666. [3] Pastor, Z., Chmel, R., «Differential diagnostics of female "sexual" fluids: a narrative review», *International Urogynecology Journal*, 2018, 29, páginas 621-629.

Eyaculación *vs. squirting*

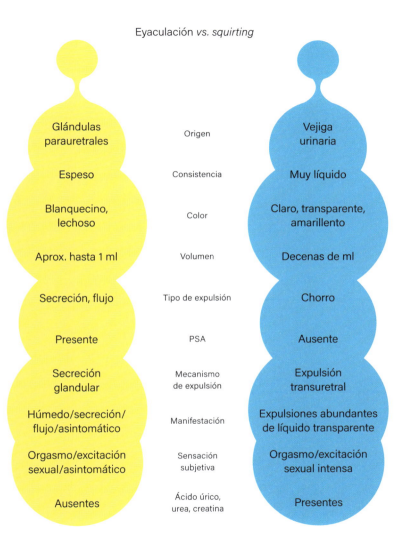

	Glándulas parauretrales	Origen	Vejiga urinaria
	Espeso	Consistencia	Muy líquido
	Blanquecino, lechoso	Color	Claro, transparente, amarillento
	Aprox. hasta 1 ml	Volumen	Decenas de ml
	Secreción, flujo	Tipo de expulsión	Chorro
	Presente	PSA	Ausente
	Secreción glandular	Mecanismo de expulsión	Expulsión transuretral
	Húmedo/secreción/flujo/asintomático	Manifestación	Expulsiones abundantes de líquido transparente
	Orgasmo/excitación sexual/asintomático	Sensación subjetiva	Orgasmo/excitación sexual intensa
	Ausentes	Ácido úrico, urea, creatina	Presentes

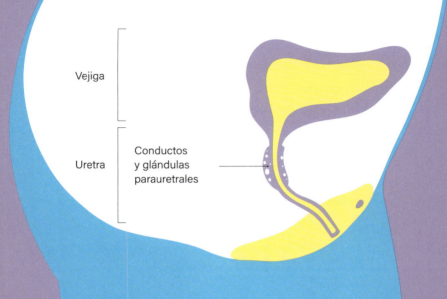

Vejiga

Uretra

Conductos
y glándulas
parauretrales

Glándulas parauretrales *vs.* próstata

Las glándulas parauretrales, también conocidas como glándulas de
Skene, desempeñan un papel esencial en el fenómeno de la eyaculación
«femenina», pero no en el *squirting*. Estas glándulas son lo más parecido
a la próstata en personas con pene, a menor escala. Se encuentran en
la pared anterior de la vagina, alrededor de la uretra (como muestra la

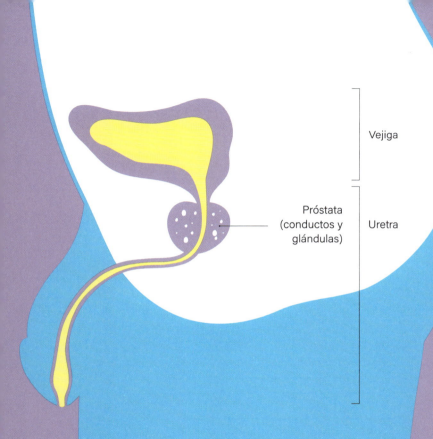

Vejiga

Próstata
(conductos y
glándulas)

Uretra

comparativa de imágenes). En otras palabras, estas glándulas ocupan la
misma región que la zona G o, más específicamente, el CUV.[44]

[44] Pastor, Z., «Female ejaculation orgasm vs. coital incontinence: a systematic review,
The Journal of Sexual Medicine, 2013, 10(7), páginas 1682-1691.

¿Por qué se produce el *squirting*?

La razón por la que se da el *squirting* fue un misterio hasta hace muy poco, y parece ser que escondía un secreto fascinante.

Lejos de la imagen exagerada con que se nos muestra en pantalla, el *squirting* actúa como sistema de limpieza: su función es limpiar la uretra de gérmenes que pueden haber entrado en contacto con ella durante el sexo. Lo que lees: el *squirting* es un sistema de autocuidado e higiene genital.

Nuestro cuerpo aumenta la producción de orina durante las relaciones sexuales, aunque esta suele ser mucho menos concentrada de lo habitual. La orina resultante es incolora e inodora, y su función es «barrer» las bacterias que pueden ocasionar la cistitis (y hacerte pasar media tarde en algún centro de salud).

Lo más intrigante es que este sistema se activa incluso antes de comenzar la actividad sexual de cualquier tipo, solo con pensar en masturbarnos o tener relaciones. ¿Alguna vez has sentido la necesidad de orinar solo de pensar en masturbarte? ¿Y después? El cuerpo, en su anticipación, ya está preparándose para la acción, desplegando sus estrategias de limpieza mucho antes de empezar.

Por si fuese poco, el *squirting* tiene dos modalidades de expulsión:
• Durante la relación sexual a solas o en pareja.
• Como primera micción después de la actividad sexual.

En cualquier caso, que se haya averiguado su función no significa que se hayan resuelto todas las incógnitas que rodean al fenómeno del *squirting*. Por ejemplo, acerca del *squirting* que tiene lugar durante la relación sexual, únicamente poseemos datos de un estudio realizado en 1988,[45] en el que se infería que solo lo experimenta el 5 %. Esto certifica que no es un tema prioritario en las investigaciones actuales.

Por otro lado, generalmente ignoramos que nuestra primera micción después de mantener una relación sexual es la propia experimentación del *squirting*, así que es posible que hayas «hecho *squirt*» sin saberlo.

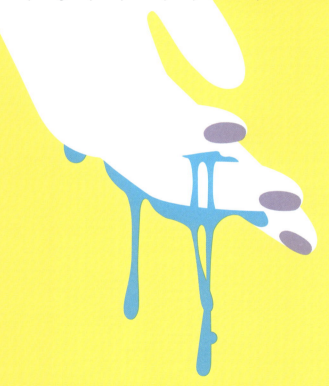

[45] Masters, W., Johnson, V., Kolodny, R., *Human sexuality*, Chicago, Scott, Foresman, 1988.

¿Todo el mundo puede tener *squirting*?

Si el *squirting* desempeña un papel tan crucial en la protección de nuestra salud genital, actuando como un eficaz sistema de limpieza frente a posibles bacterias, surge una pregunta intrigante: ¿por qué hay personas que no experimentan este fenómeno? Una respuesta podría ser que, por un lado, cada cuerpo tiene sus propias peculiaridades y no todas las personas reaccionamos igual. Por otro lado, estamos acostumbradxs a retener la orina, de modo que el primer reflejo que experimentamos al notar que tenemos ganas de orinar es contraer el esfínter urinario, es decir, el músculo que controla la circulación de orina hacia afuera de la uretra. Si lo piensas, es algo que te enseñan a hacer desde muy pequeñx y que automatizas a medida que creces.

Esta contracción más o menos voluntaria suele inhibir el *squirting* durante las relaciones sexuales. Así, es más probable expulsar este líquido después de la relación sexual que en el momento de máximo placer.

De lo contrario, ¿por qué hay gente que sí lo experimenta e incluso frecuentemente? Si durante el placer sexual u orgasmo se da un desajuste de neurotransmisores (entre ellos la vasopresina), es posible tener una pérdida del tono de esfínter urinario, que se afloja momentáneamente y, como consecuencia, hace que perdamos el control de retención, lo que deriva en el *squirting*.[46]

[46] Pastor, Z., Chmel, R., «Female ejaculation and squirting as similar but completely different phenomena: A narrative review of current research», *Clinical Anatomy*, 2022, 35(5), págs. 616-625.

Aunque solo hay un caso clínico registrado hasta la fecha,[47] las personas con pene también pueden experimentar un *squirting*. Este fenómeno podría estar más generalizado de lo que pensamos y no ser exclusivo de las vulvas. En este único caso se observó la salida de líquido desde la uretra durante la estimulación del pene, incluso después de la eyaculación del semen. Por si te preguntas cómo se siente, en el mismo estudio se relata: «El voluntario sintió un orgasmo durante el *squirting* similar al de la eyaculación normal». Misterio resuelto.

[47] Hara, R., Nagai, A., Nakatsuka, T., Ohira, S., Fujii, T., Miyaji, Y., «Male squirting: Analysis of one case using color Doppler ultrasonography», *IJU Case Reports*, 2018, 1(1), páginas 19-21.

¿Es posible tener un orgasmo sin *squirting*?
¿Y *squirting* sin orgasmo?

La respuesta a ambas preguntas es «sí». Tanto el *squirting* como el orgasmo son experiencias que pueden ocurrir de forma independiente. Aunque el placer y el orgasmo pueden contribuir al *squirting*, ya que el placer puede desencadenar la relajación de los esfínteres mediante la liberación de neurotransmisores, es importante destacar que el *squirting* no va de la mano necesariamente del placer ni del orgasmo (ni tampoco mejora la experiencia sexual). Recuerda que no deja de ser un mecanismo de higiene de la uretra.

Es esencial desmitificar la relación entre el *squirting* y el orgasmo. Es posible que te haya llevado a pensar que, si no has experimentado lo primero, puede haber algún problema con tu respuesta sexual, generándote expectativas poco realistas o presiones innecesarias. El *squirting* nunca debe ser un imperativo ni el objetivo del sexo. Cada experiencia sexual es única y el *squirting* y el orgasmo son aspectos variables e individuales. La diversidad en los encuentros es completamente natural y válida. Vamos, que lo importante es disfrutar.

Con el *squirting*, ¿el orgasmo se siente más intesamente?

Como mencionábamos anteriormente, la conexión entre el *squirting* y el placer sexual no es un factor determinante para mejorar la experiencia en la intimidad. La vivencia del *squirting* es única y puede generar distintas reacciones en las personas. Mientras unas personas lo consideran un motivo de orgullo –o incluso una forma de empoderamiento–, otras pueden experimentar sentimientos de vergüenza.[48] Por eso queremos recordarte que el *squirting* es un reflejo fisiológico completamente natural e involuntario, independiente de la percepción individual.

La relación entre el *squirting* y el orgasmo varía de una persona a otra, bien experimentando el *squirting* como parte de la respuesta sexual o disfrutando del orgasmo sin este fenómeno. La clave reside en disfrutar del sexo y el placer de manera libre y sin presiones. Si el *squirting* se presenta, es una invitación a disfrutarlo sin reservas.

[48] Påfs, J., «A sexual superpower or a shame? Women's diverging experiences of squirting/female ejaculation in Sweden», *Sexualities*, 2021, 26(1-2), páginas 180-194.

Los succionadores han hecho
que muchas personas con vulva
hayan experimentado el *squirting*
por primera vez en su vida.

El succionador de clítoris

El succionador de clítoris irrumpió en el mercado hace unos años y marcó un hito en la industria del placer y, por tanto, en los dormitorios. Este objeto transformó la forma en la que muchas personas experimentaban la intimidad. Diseñado para regalar potentes sensaciones, estimula los nervios de la vulva y el clítoris, lo que se traduce en un placentero mensaje para nuestro cerebro. Ha ganado popularidad gracias a su enfoque único del placer que no se basa en la vibración tradicional, sino en una suave succión que imita las sensaciones orales (te lo explicamos en detalle más adelante).

A través de su historia

La historia del succionador de clítoris es tan reciente que parece mentira que haya podido dar tanto que hablar. El invento vio la luz nada más y nada menos que en 2014, de la mano del alemán Michael Lenke y su valiente esposa Brigitte, quienes se aventuraron en el mundo de la innovación sexual. Brigitte hacía de voluntaria para probar los prototipos que fabricaba su esposo, el más primitivo de los cuales fue una bomba de acuario modificada (¡muchas gracias por ofrecerte, Brigitte!).

Tras la lectura de las recientes publicaciones científicas que ponían en evidencia el elevado número de personas con vulva que no alcanzaban el orgasmo durante la penetración, Michael Lenke se embarcó en la odisea del desarrollo de un juguete que solventara esa situación, lo que le llevó a coleccionar una lista de ingenios fallidos durante más de un año.

Finalmente, tras 18 meses, logró crear el primer succionador de clítoris de la historia, que revolucionó la vida de Brigitte y la de muchas otras personas con vulva. Lenke patentó su creación, la introdujo en el mercado a través de su propia compañía y desató una verdadera revolución en el sector de los juguetes eróticos. No tardaron en surgir otras empresas que replicaron y perfeccionaron el modelo original.

Este pequeño dispositivo no solo logró transformar la vida sexual de quienes lo usaron, sino que, después de años prácticamente ignorado, el órgano del placer de las personas con vulva por excelencia volvió a estar en el centro de atención, poniendo fin a años de ignorancia y tabúes.

¿Succión?

Aunque el succionador de clítoris nació con una tecnología de succión, lo cierto es que la mayoría de los juguetes que encontramos en el mercado no «succionan» literalmente el clítoris. Su tecnología funciona mediante ondas expansivas; así, pese a estar únicamente en contacto con el glande, la sensación que produce se extiende por todo el clítoris. Estas pulsaciones estimulan el clítoris sin tocarlo, expandiéndose por toda la vulva y estimulando el flujo sanguíneo, aumentando así la sensación de placer.

Con su diseño ergonómico y funciones específicas, el succionador de clítoris ofrece una experiencia sensual y novedosa que ha conquistado a muchas personas en busca de nuevas formas de explorar su sexualidad.

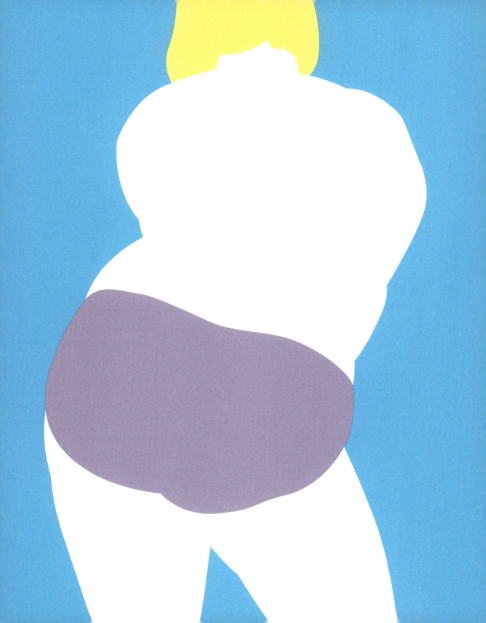

Desmitificando las controversias del succionador

Como ya sabrás, no todo han sido alabanzas a esta nueva opción para el disfrute íntimo. Como toda tendencia, el succionador de clítoris no solo ha tenido amantes, sino también detractorxs.

Si tú estás en el bando de los que sienten un amor incondicional hacia este portento de la tecnología, seguramente te preguntarás cuál puede ser el motivo por el que a alguien pueda no gustarle. Pues bien, es hora de desmentir algunos mitos:

Adicción

Uno de los mitos más extendidos es que usar succionadores de clítoris puede llegar a generar adicción, sin embargo, es una afirmación falsa. Estos juguetes no generan *per se* adicción y te contamos el porqué.

Todo aquello que nos genera placer es susceptible de provocar algún tipo de adicción, igual que el móvil, una videoconsola, el chocolate... De la misma manera que puedes deleitarte con los makis sin obsesionarte con el arroz y el pescado, con el succionador pasa lo mismo. Es decir, que es posible que te encante disfrutar de todo lo que hemos mencionado sin que necesariamente se convierta en una adicción. Todo depende de las razones que tengas para usar un juguete erótico.

Si te compras un juguete porque aún no conoces bien tu cuerpo (y no has «cartografiado» el territorio de tu respuesta sexual por tus propios medios), estás delegando toda la responsabilidad de tu placer en un objeto. En ese caso, podrías encontrarte en una situación en la que la excitación sin el juguete sea como, volviendo al caso del sushi, intentar comer los makis sin saber utilizar los palillos: muy complicado.

Lo mismo sucede cuando hay una falta de comunicación sexual en la pareja. Si no compartes tus preferencias o deseos, es probable que ese vacío lo ocupe un succionador, mientras que expresarte de manera abierta os ayudará a disfrutar más y mejorar vuestra intimidad, para no depender de la magia de los juguetes.

Recuerda que los juguetes son un complemento maravilloso para enriquecer tu vida sexual, tanto a solas como en compañía.

Insensibilidad

Muy relacionado con el mito de la adicción está el de la insensibilidad, ya que la leyenda de que el succionador menoscaba la sensibilidad del clítoris también está bastante extendida. Y aunque la teoría es errónea, sí que hay que analizar el funcionamiento de los receptores del cuerpo para entender por qué se dice esto, ya que la razón principal es que los sentidos se acostumbran.

Aplicado al succionador, lo que sucede es que después de repetir las mismas estimulaciones, se pasa por un momento de adaptación, lo que significa que el cuerpo no responde con la misma intensidad a ese estímulo o que la respuesta se atenúa.

Es algo que sucede, por ejemplo, cuando entras a una habitación y sientes un olor particular. Al principio es lo único que percibes, pero pronto tus nervios olfativos se saturan y se habitúan al olor, hasta que se convierte en algo imperceptible. Automáticamente sabes que, para volver a olerlo, necesitarás salir un rato para «desintoxicarte» o exponerte a una dosis más fuerte de ese olor.

Lo mismo sucede en el ámbito sexual con la estimulación repetida mediante el uso de juguetes. Los nervios de la vulva y del clítoris siguen funcionando a la perfección, respondiendo a los estímulos de los juguetes

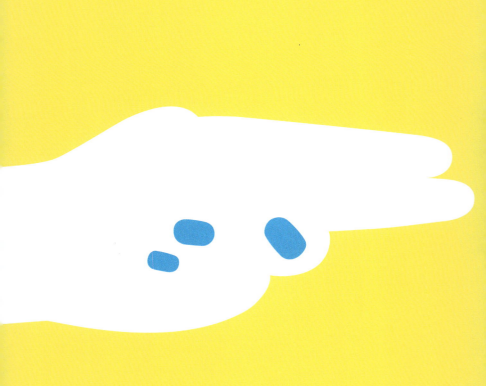

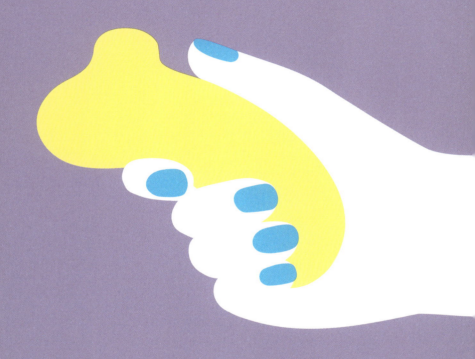

sexuales. Si lo hacen de manera menos perceptible es porque se han acostumbrado y saturado momentáneamente después de una sesión prolongada. Es como si se pusieran en pausa. Esta saturación significa que el umbral de respuesta ha subido mucho y necesitamos un descanso para volver a encender la chispa y recuperar la sensibilidad. Pero no te preocupes, que no es nada irreversible.

Cultura de la inmediatez

Si estas críticas contribuyen a aumentar el desconocimiento sobre los juguetes sexuales, o incluso a hacer crecer el miedo que pueda existir en torno a ellos, también hay detractorxs del succionador de clítoris que alegan que es un ejemplo de la cultura de la inmediatez en la que vivimos inmersxs.

Pero usar el succionador no entra en conflicto con los ritmos y tiempos del placer, ya que es una cuestión de equilibrio. Idealmente, deberíamos ser lxs primerxs guías a la hora de conocer nuestro placer, tomándonos nuestro tiempo y probando diferentes formas de estimulación, compaginando la manual con las caricias, pasando por el uso de juguetes y descubriendo en profundidad lo que el cuerpo puede ofrecer. Siempre con la opción de detenerte a vivir todas y cada una de las sensaciones y siendo consciente de las experiencias que quieres sentir en cada momento.

La clave radica en encontrar el mix perfecto, como si fueras chef y trataras de dar con la combinación de ingredientes ideal para crear una experiencia culinaria única. Te aconsejamos que, de vez en cuando, frenes, saborees cada sensación y disfrutes de lo que encuentras, sin metas ni presiones, sumergiéndote en el placer. En este frenesí diario, hallar esos momentos de pausa se convierte en una forma de reconectar con nuestra sexualidad y explorar la riqueza de las experiencias íntimas.

Verlo como un rival

Aunque nos gustaría que fuera un mito y no una realidad, hay personas que no se sienten seguras respecto al uso de juguetes en la intimidad, hasta el punto de considerarlos algo que puede poner en peligro su relación con la otra persona.

Hay que tener claro que los juguetes eróticos están diseñados para innovar el sexo y disfrute, no para sustituir a la pareja. En ocasiones, el juguete se percibe como una amenaza para la relación, generando un proceso de competición entre el juguete y nosotrxs mismxs. Esto se debe a que las creencias que interiorizamos a través de la educación sexual que recibimos tienen que ver más con el concepto de rendimiento que con el de ser buenxs amantes.

De hecho, incluir un juguete en nuestras prácticas sexuales podría suscitar vulnerabilidades, entre ellas, no sentirse a la altura o sentirse reemplazable por el miedo a no poder proporcionar placer a la pareja.

Al no tener una educación sexual integral, es natural que surjan dudas. Aun así, el sexo y la masturbación no se excluyen el uno al otro, sino que se complementan y se retroalimentan, generando satisfacción en la pareja y en unx mismx.

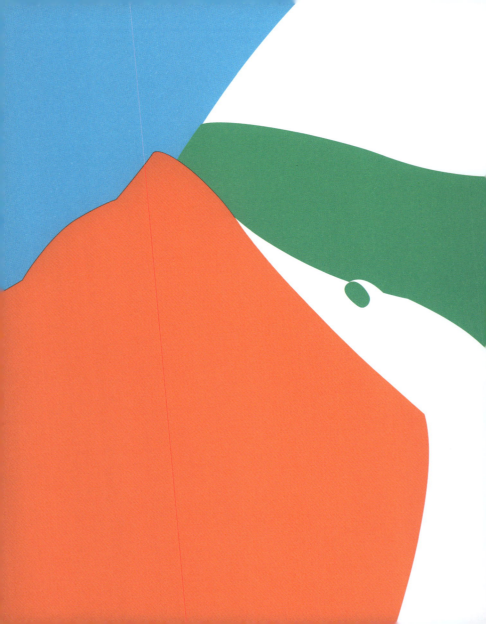

Cuarta parte

ESTIMULAR EL CLÍTORIS

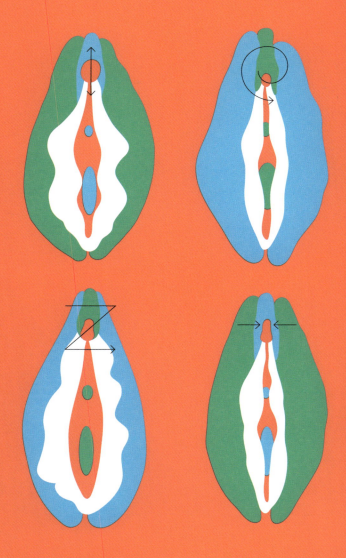

Cómo explorar el placer en solitario

Sin juguetes

Aunque cada persona prefiere un tipo distinto de estimulación, lo más importante es que encuentres tu propia fórmula. La autoexploración te ayudará a conocer tu placer y tener una relación sana con tu sexualidad.

Dicho esto, es cierto que existen factores a los que puedes prestar atención a la hora de autoestimularte sin juguetes.

🌢 **Tómate tu tiempo**: ir directamente al grano no suele ser lo ideal. ¿Por qué lanzarse al clítoris sin «calentar» el terreno? Al principio de la estimulación puedes probar a tocarte por encima de la ropa interior o empezar por otras partes de la vulva, como por ejemplo rodeando el clítoris sin rozarlo de forma directa. Esto hará que la excitación vaya aumentando a medida que te acercas al epicentro del placer.

🌢 **Ritmo:** de la misma manera, la progresividad en el ritmo es clave, por lo que empezar con un tempo más suave e ir aumentando la intensidad a lo largo de la estimulación seguramente hará que disfrutes mucho más de la experiencia. Además, prueba si prefieres un ritmo constante para mantener la excitación, alterna ritmos o incluso pausas.

🌢 **Presión:** la fuerza que se aplica en la zona depende de la sensibilidad, por lo que hay quienes disfrutan de un tacto más suave y superficial y quienes prefieren una estimulación más intensa. Incluso puede que alternar la presión (o ir de menos a más) sea el detonante de tu placer.

🌢 **Movimiento:** los dedos tienen una gran movilidad y la yema una superficie perfecta, de ahí que puedas probar ciclos en círculos, en zigzag, de arriba abajo, de lado a lado... Como hay personas que disfrutan de mantener los mismos movimientos y otras de ir alternando, te toca a ti dar con tu «patrón» de desbloqueo del placer. Lo decimos porque, para algunas personas, el efecto sorpresa ¡es de lo más excitante!

Sobre todo, ten en cuenta que después del primer orgasmo el clítoris está mucho más sensible y puede que prefieras reducir la intensidad del ritmo, la presión y el movimiento, ya que cualquier roce puede llegar a molestar. Es una sensación que se desvanece a los pocos segundos e incluso te permite, si tienes ganas de más, ir a por otro orgasmo. No suena mal, ¿verdad?

Con juguetes

Al tratarse de artículos diseñados específicamente para potenciar el placer, los juguetes son una alternativa excelente para explorar sensaciones. Además de estar hechos «a medida» de los genitales, su efectividad a la hora de estimular tiene una explicación científica.

Nuestro cerebro es experto en anticipar las sensaciones de los movimientos humanos antes de que ocurran. De esta manera, se regodea en la previsibilidad de una caricia o un beso. De hecho, al masturbarnos con nuestra mano, predice esos movimientos, lo cual nos resta ese efecto sorpresa. Sin embargo, con los juguetes le resulta imposible. Esa anticipación se ve desafiada y genera una excitación única que contribuye a la intensidad del placer que se experimenta; vamos, ¡que no los ve venir! Veamos algunos ejemplos:

🌶 **Vibrador conejito:** fue otra de las grandes revoluciones de la industria del placer a finales de los años 90 gracias a la mítica serie *Sexo en Nueva York*. El juguete que conquistó a lxs protagonistas de la ficción, y a un sinfín de personas fuera de la pequeña pantalla, cuenta con una parte de estimulación interna (zona G o CUV) y otra especialmente diseñada para dar placer al clítoris por fuera. Esto hace que los orgasmos sean más profundos e intensos.

🌶 **Bala vibradora:** si tuviéramos que nombrar a un juguete como el rey de la versatilidad, el galardón se lo llevaría la bala vibradora.

Se puede utilizar para estimular la zona externa de los genitales (clítoris, vulva, testículos, glande...) u otras zonas erógenas, como los pechos, los pezones, las nalgas, el perineo, la zona externa del ano, etcétera.

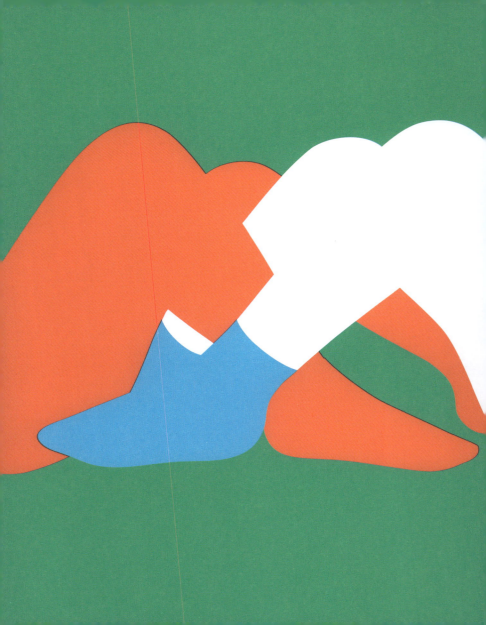

Cómo explorar el placer en compañía

Sin juguetes

Cuando se trata de compartir el placer y disfrutar al máximo de la estimulación del clítoris en pareja, es esencial haber hecho los «deberes» y conocer de antemano qué nos gusta. Esto se traduce en tener más o menos claro la predilección en cuanto a los patrones que hemos descrito anteriormente: etapas, ritmos, presiones, movimientos... Si no, ¿cómo vamos a guiar a nuestras parejas sexuales? Imagínatelo como si solo tú tuvieras una partitura a partir de la que debes dirigir a la orquesta para que la sinfonía salga redonda.

Si te sirve de ayuda, puedes probar a escribir tus preferencias o incluso dibujarlas para tener más claro cuál es tu combinación favorita. También puede suceder que no siempre te apetezca la misma fórmula, así que escucha tu cuerpo y guía a tu pareja sexual a través de tus puntos de placer.

La comunicación verbal es crucial, pero hay otras formas de dialogar sin palabras. Entre los métodos de comunicación no verbal están los gemidos, por ejemplo, que pueden ser una forma efectiva de demostrar qué nos gusta. Pero si no cumplen su función de manera clara, tenemos algunas alternativas que podéis probar:

● **Movimiento:** muévete indicando la zona que te gustaría que sea estimulada y aléjate o acércate en función de la presión que desees.

● **Con las manos:** guía las manos de tu pareja sexual con las tuyas propias. Con esta técnica no habrá lugar a dudas.

● **Masturbarse en pareja:** como una imagen vale más que mil palabras, ¿y si pruebas a masturbarte delante de tu pareja? Además de ser muy excitante, darás y recibirás mucha información.

● **Códigos:** podéis establecer una palabra, un sonido o un movimiento para indicar cuándo algo os gusta u os incomoda. Si os lo tomáis como un juego, puede ser de lo más divertido.

Aprender a transmitir –y a escuchar– los matices del deseo con una comunicación sexual efectiva es solo el primer paso. El segundo consistiría en centrarse en disfrutar dando y recibiendo placer, permitiendo el disfrute de cada caricia, suspiro y movimiento. Si dejáis las prisas a un lado, te aseguramos que hay muy poco margen de error.

[49] Herbenick, D., Fu, T.-C., Arter, J., Sanders, S., Dodge, B., «Women's Experiences With Genital Touching, Sexual Pleasure, and Orgasm: Results From a U.S. Probability Sample of Women Ages 18 to 94», *Journal of Sex & Marital Therapy*, 2017, 44(2), páginas 201-212.

Preferencias en los patrones de estimulación del clítoris[49]

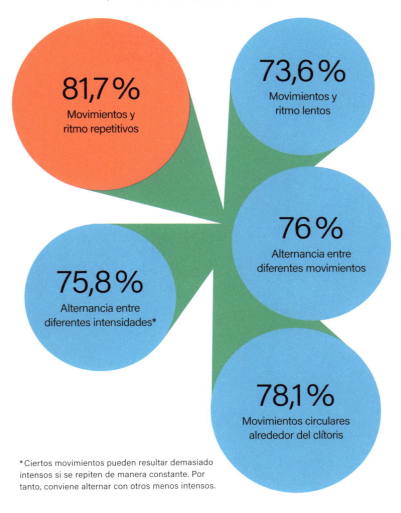

81,7 %
Movimientos y
ritmo repetitivos

73,6 %
Movimientos y
ritmo lentos

76 %
Alternancia entre
diferentes movimientos

75,8 %
Alternancia entre
diferentes intensidades*

78,1 %
Movimientos circulares
alrededor del clítoris

*Ciertos movimientos pueden resultar demasiado
intensos si se repiten de manera constante. Por
tanto, conviene alternar con otros menos intensos.

Preferencias en la localización de la estimulación[50]

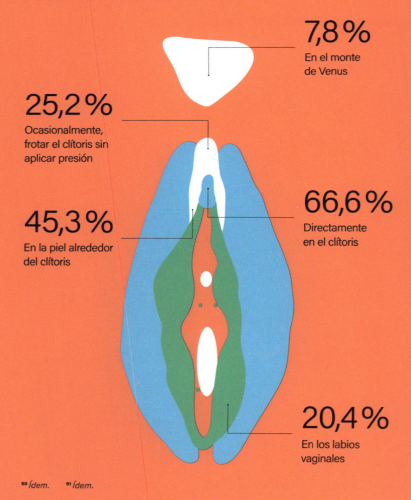

7,8 %
En el monte
de Venus

25,2 %
Ocasionalmente,
frotar el clítoris sin
aplicar presión

45,3 %
En la piel alrededor
del clítoris

66,6 %
Directamente
en el clítoris

20,4 %
En los labios
vaginales

[50] *Ídem.*   [51] *Ídem.*

Factores que propician el orgasmo[51]

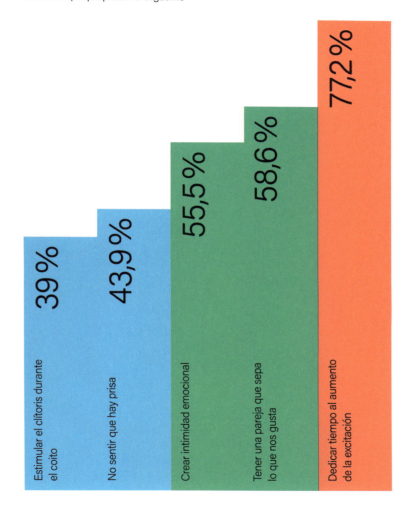

Estimular el clítoris durante el coito
39 %

No sentir que hay prisa
43,9 %

Crear intimidad emocional
55,5 %

Tener una pareja que sepa lo que nos gusta
58,6 %

Dedicar tiempo al aumento de la excitación
77,2 %

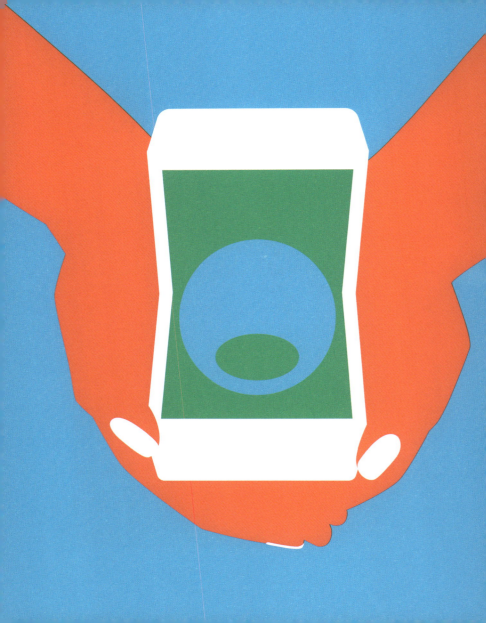

Con juguetes

Cuando decides compartir este viaje sensorial con otra persona, los juguetes se convierten en la solución perfecta para escapar de la monotonía. Al ofrecer sensaciones nuevas y emocionantes, la rutina sexual desaparece y se entra en un terreno inexplorado y lleno de posibilidades. A continuación, te dejamos algunas ideas.

🌢 **Anillo vibrador:** el anillo vibrador es todo un clásico que no puede faltar en la colección. Su beneficio es doble, ya que, además de estimular el clítoris de forma directa durante la penetración, propicia que la erección del pene sea más potente y duradera.

🌢 **Vibrador doble**: si tienes vulva y estás en plena búsqueda de un juguete con el que experimentar la penetración junto a otra persona con vulva, el vibrador doble es lo que necesitas. Aunque también es un aliado perfecto si lo que quieres es penetrar analmente a tu pareja sexual, tenga los genitales que tenga.

Pocas cosas hay más excitantes que tener el control sobre el placer de tu pareja y los juguetes sexuales con control remoto lo hacen posible. Además, no estimulan solamente el clítoris, sino también la vagina o el ano. Y lo mejor es que su peculiar característica no se limita al dormitorio.

La cosmética erótica (lubricantes de sabores, de efecto vibración, efecto calor o efecto frío...) también potencia el placer a la hora de estimular el clítoris, tanto a solas como en compañía, y te permitirá experimentar nuevas sensaciones para que conozcas todas las facetas del placer.

Conclusión

A estas alturas del libro, no tenemos dudas de que habrás entendido la importancia que tiene comprender nuestra anatomía. Es algo que nos ayuda a conocernos más en profundidad y, en el caso específico del clítoris, a comprender su importancia en el placer sexual de las personas con vulva. Un detalle fundamental, ya que está demostrado que aproximadamente el 80 % de las mujeres cis necesitan la estimulación externa del clítoris para llegar al orgasmo.[52]

Que el clítoris sea un órgano cuyo papel principal es dar placer nos da una pista sobre el motivo por el que se ha mantenido en la sombra después de tantos años (y siglos) de desconocimiento. Pero también sobre la razón por la que se ha convertido en un símbolo de reivindicaciones sociales.

Todavía queda muchísimo camino por delante en el viaje que está siendo conocer todos los secretos del clítoris (recordemos que hasta 2010

---

[52] Levin, R. J., «The clitoris–An appraisal of its reproductive function during the fertile years: Why was it, and still is, overlooked in accounts of female sexual arousal», *Clinical Anatomy*, 2020, 33(1), páginas 136-145.

no se representaron sus estructuras en 3D). Pero hoy día ya sabemos hasta qué punto comparte sus estructuras básicas con el pene, lo que puede ayudarnos a ver que, después de todo, no somos tan diferentes.

Sí que podemos hablar de diversidad en lo que a estimulación del clítoris se refiere, ya que no existe una fórmula mágica para hacerlo de manera infalible. Cada persona tiene sus preferencias, pero incluso la misma persona puede priorizar ciertas formas de estimulación, en lugar de otras, en cada situación o momento de su vida. Las variables más relevantes cuyo impacto determina el placer son la progresividad en el ritmo, en el movimiento y en la presión.

De cualquier manera, si hubiera que quedarse con un vencedor en la competición de estimular el clítoris, el título se lo llevaría sin duda el succionador. Este juguete, por mucho que tenga detractorxs, ha revolucionado y sigue revolucionando el placer de las personas con vulva. Le debemos que haya puesto el órgano que nos ocupa en el centro del debate social.

Por último, si algo deseamos es que, tras leer estas páginas, el clítoris te parezca un órgano menos misterioso que antes. Pero, sobre todo, te animamos a que sigas descubriéndolo por tu cuenta y en compañía. ¡Te prometemos que será todo un placer!

GLOSARIO

ACTIVACIÓN CLITORIAL Placer u orgasmo que derivan de la estimulación clitorial.

ACTIVACIÓN VAGINAL Placer u orgasmo que derivan de la estimulación vaginal.

ANSIEDAD ANTICIPATORIA Forma de ansiedad que se centra en acontecimientos que aún no han ocurrido, generando malestar emocional debido a la aprensión sobre lo que podría suceder.

BISEXUALIDAD Define la orientación sexual hacia más de un género. Una persona bisexual puede sentir atracción erótica y/o afectiva por personas de un género diferente al suyo, de su mismo género, de géneros no binarios, etc.

BRECHA ORGÁSMICA Discrepancia que existe entre la frecuencia y la facilidad con la que las personas pueden llegar al orgasmo. En las relaciones sexuales entre heterosexuales, las personas con pene tienen mayor número de orgasmos que las personas con vulva.

CIS O CISGÉNERO Convencionalmente, al nacer, se asigna un género u otro según los genitales externos: a la vulva se le asigna género femenino; al pene, masculino. Aun así, en ocasiones, la identidad de género y el género asignado al nacer no coinciden, resultando en personas no binarias, transgénero, agénero... Sin embargo, si el género asignado concuerda con la identidad de género (el género sentido) se habla de cisgénero o cis. Eso implica sentirse conforme con el género definido culturalmente. El término cis se contrapone a trans.

CLÍTORIS Órgano sexual «femenino» altamente sensible y erógeno cuya principal función es excitar y proporcionar placer.

COITOCENTRISMO Creencia que afirma que solo si hay coito es posible hablar de sexo. Esta idea relega todas las demás prácticas a algo secundario, definiéndolas de forma errónea como «preliminares».

CORPÚSCULO Estructura celular o anatómica pequeña y redondeada, que puede utilizarse en diversos contextos en biología y anatomía para describir diferentes tipos de partículas o estructuras en el cuerpo.

DILDO Objeto diseñado para la estimulación sexual que se asemeja a un pene humano, generalmente sin características reales como testículos o venas. Los dildos se utilizan para la estimulación sexual interna o externa, y pueden estar hechos de una variedad de materiales, incluyendo silicona, plástico, vidrio, metal o goma.

ESTIMULACIÓN GENITAL La práctica de acariciar, tocar, masajear o manipular las áreas genitales con el propósito de inducir la excitación sexual y, en última instancia, el placer sexual.

ESTIMULACIÓN ORAL La práctica sexual en la que una persona utiliza su boca, lengua y labios para acariciar, besar, lamer, chupar o realizar otras acciones similares en las zonas erógenas de la otra persona, generalmente los genitales o el área alrededor de ellos, pero también otras partes del cuerpo que pueden ser altamente sensibles al estímulo erótico, como los pechos o el cuello.

FALOCENTRISMO Tendencia o enfoque cultural que coloca el pene como el centro de la sexualidad y del mundo social, estableciendo así relaciones de poder asimétricas.

FASE REM DEL SUEÑO *Rapid Eye Movement*, por sus siglas e inglés. Es una etapa del ciclo del sueño en la que ocurren sueños vívidos y la actividad cerebral es intensa. Esta fase se repite varias veces durante la noche y es crucial para la consolidación de la memoria y el funcionamiento cognitivo, entre otras.

GÉNERO Roles, características y oportunidades definidos por la sociedad que se consideran apropiados para los hombres y las mujeres, incluso desde antes de nacer, independientemente de su identidad de género (o género sentido íntimamente). No es un concepto estático, sino que cambia con el tiempo y del lugar.

GENITALES Órganos sexuales externos.

GLANDE Parte final del pene y del clítoris, de coloración rosado/rojiza y altamente sensible. Suele estar cubierto por un pliegue de piel llamado prepucio, que se puede retraer para exponer el glande.

HETEROSEXUALIDAD El prefijo «hetero-» proviene del griego y significa «distinto». Por ende, la palabra heterosexualidad se refiere a la orientación de personas que sienten atracción erótica y afectiva hacia personas de un género diferente al suyo.

HOMOSEXUALIDAD El prefijo «homo-» proviene del griego y significa «igual». Por ende, la palabra homosexualidad se refiere a la orientación de personas que sienten atracción erótica y afectiva hacia personas del mismo género.

IMPERATIVO ORGÁSMICO Sentido de presión y obligación que muchxs sentimos para alcanzar el orgasmo cada vez que tenemos relaciones sexuales, y la presión que ejercemos sobre nuestras parejas para asegurarnos de que siempre tengan un orgasmo también.

INHIBIDOR DEL ORGASMO Factor interno (por ejemplo: pensamientos) o externo (por ejemplo: estimulación inadecuada) que dificulta o imposibilita alcanzar el orgasmo.

MULTIORGASMIA Capacidad de tener orgasmos consecutivos, es decir, repetidamente, sin dejar de estimular tu zona erógena favorita.

ORGASMO SECO Ausencia de eyaculación cuando se tiene un orgasmo.

OXITOCINA Es una hormona y neurotransmisor que desempeña un papel clave en la regulación de las contracciones uterinas durante el parto y en la estimulación de la liberación de leche. También se la conoce como la «hormona del amor» debido a su papel en la vinculación social y afectiva entre las personas.

PSICOANÁLISIS Teoría y práctica terapéutica que busca explorar y comprender los procesos mentales inconscientes, así como sus efectos en el comportamiento humano, a través del diálogo entre el paciente y el terapeuta.

RESPUESTA ORGÁSMICA Serie de cambios fisiológicos y psicológicos que ocurren en el cuerpo durante el clímax sexual y que suelen incluir una sensación intensa de placer, la liberación de tensiones sexuales acumuladas y contracciones musculares rítmicas en el área genital, seguidas de una sensación de relajación y bienestar.

RESPUESTA SEXUAL Serie de cambios físicos y psicológicos que ocurren en el cuerpo y la mente de una persona en respuesta a la estimulación sexual.

SEXO KINKY Abanico de prácticas sexuales no convencionales que incluyen el BDSM. Este contrasta con el sexo convencional y normativo, también conocido como «vainilla». El sexo kinky hace referencia a una sexualidad alejada de lo normativo, como lo es la penetración, el sexo oral, las caricias y un largo etcétera.

SQUIRTING Expulsión involuntaria de un líquido transparente e inodoro que sale de la uretra durante la estimulación sexual del clítoris, de la vagina o de ambas a la vez.

SUELO PÉLVICO Conjunto de músculos que se encuentran en el bajo abdomen y que mantienen en su sitio todos los órganos de la pelvis: vagina, uretra, vejiga, útero y recto.

TRASTORNO ORGÁSMICO Dificultad persistente o recurrente para alcanzar el orgasmo o experimentar orgasmos de forma satisfactoria durante la actividad sexual.

Acerca de Platanomelón

Platanomelón impulsa un movimiento que reivindica el bienestar a través del autocuidado y el placer. Desde su inicio en 2014, la marca ha ganado prominencia en España y México, derribando muros y normalizando lo que es natural en el ámbito de la sexualidad.

La misión de Platanomelón es tanto cultural como revolucionaria: busca romper estigmas y promover una sexualidad vivida de forma natural y positiva. A través de su equipo de sexología, la marca ofrece contenido diario que ha empoderado a más de 5 millones de personas para explorar, comprender y disfrutar plenamente de su vida íntima.

Platanomelón se adentra en temas a menudo relegados a la sombra, invitando a la comunidad a redescubrirse y a reclamar lo que es mejor para cada unx. La marca invita a unirse a una revolución sin filtros, donde el mayor bienestar es disfrutar al máximo en cada etapa de la vida.

Esta colección de libros es el resultado de un trabajo de investigación llevado a cabo por el equipo de Platanomelón, compuesto por especialistas en sexología, en sociología, en redacción y en diseño gráfico, y es un esfuerzo coral para ampliar todavía más el impacto positivo de la marca en la sociedad.